● 供预防医学、临床医学、护理、药学、医学检验、康复等专业用

Epidemiology P ook

流行病学实习教程

（第2版）

卢次勇◎主　编

张彩霞　徐　琳◎副主编

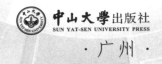

中山大学出版社
SUN YAT-SEN UNIVERSITY PRESS
·广州·

图书在版编目（CIP）数据

流行病学实习教程/卢次勇主编；张彩霞，徐琳副主编 . —2
版 . —广州：中山大学出版社，2023.12
ISBN 978 - 7 - 306 - 07923 - 7

Ⅰ . ①流… Ⅱ . ①卢… ②张… ③徐… Ⅲ . ①流行病学—
实习—高等学校—教材　Ⅳ . ①R18

中国国家版本馆 CIP 数据核字（2023）第 194696 号

LIUXINGBINGXUE SHIXI JIAOCHENG

出 版 人：王天琪
策划编辑：金继伟
责任编辑：罗永梅
封面设计：林绵华
责任校对：郑雪漫
责任技编：靳晓虹
出版发行：中山大学出版社
电　　话：编辑部 020 - 84110283，84113349，84111997，
　　　　　　　84110779，84110776
　　　　　发行部 020 - 84111998，84111981，84111160
地　　址：广州市新港西路 135 号
邮　　编：510275　传　　真：020 - 84036565
网　　址：http://www. zsup. com. cn　E-mail：zdcbs@ mail. sysu. edu. cn
印 刷 者：广州市友盛彩印有限公司
规　　格：787mm×1092mm　1/16　14.75 印张　242 千字
版次印次：2023 年 12 月第 1 版　2023 年 12 月第 1 次印刷
定　　价：52.00 元

本书编委会

前　　言

　　《流行病学实习教程》（第 2 版）作为一本流行病学教学参考书，传承了中山大学公共卫生学院流行病学教研室理论联系实际、以流行病学经典案例为切入点开展理论教学和课堂讨论的风格，注重培养学生独立思考和批判性思维能力，通过对多种研究类型的典型案例及最新研究案例的深入剖析，使学生在小组讨论中加深对流行病学的认识，掌握各种重要的研究设计类型及方法，形成科学的批判性思维模式，以适应新时代流行病学学科的发展和流行病学研究和工作的需求。

　　本书共分为 11 个实习单元，编排顺序参照了人民卫生出版社出版的供预防医学类专业用的《流行病学》（第 8 版）本科教材，使案例讨论和分析与理论课程的教学保持同步，通过理论联系实践，使学生加深对理论知识的理解，在掌握理论知识的基础上达到灵活应用理论知识的目的。实习八和实习九侧重于传染病和突发事件知识的现场应用，旨在提高学生现场工作的能力。这是一本融可读性、实用性和批判性于一体的教学参考书，主要供预防医学和临床医学专业本科生使用，亦可供其他专业人士参考。

　　本书参编人员均为中山大学公共卫生学院流行病学教研室的骨干教师，各位编者各有所长，均具有多年教学经验。本书在编写过程中，充分融入了各位编者在各自教学及科研领域中的心得体会，使内容更加丰富、实用，并与时俱进。

　　虽然众编者做出很多努力，但书中难免有谬误之处，希望广大读者批评指正。

编者

2023 年 8 月 15 日

目　　录

实习一　疾病频率测量和疾病分布

【目的】通过分析实例，掌握流行病学常用疾病频率测量指标的概念、计算方法、应用条件及相互间的区别与联系；掌握疾病的三间分布及其综合描述的内容、方法和流行病学意义。

一、流行病学研究中常用的疾病频率测量指标概括

（1）发病频率测量指标：发病率、罹患率、续发率。

（2）患病频率测量指标：患病率、感染率。

（3）死亡与生存频率测量指标：死亡率、死亡专率、病死率、婴儿死亡率、生存率。

（4）疾病流行强度：散发、暴发、流行、大流行。

（5）疾病分布：三间分布、出生队列分析、地方性疾病。

二、课堂讨论题

【课题一】 疾病频率测量——某种疾病的发病和死亡情况

图 1-1 表示在一个 600 人的群体中，从 2020 年 1 月到 12 月随访某种疾病的发病及转归情况，假设期间研究对象无出生、

无迁走、无失访，且没有因其他疾病而死亡。

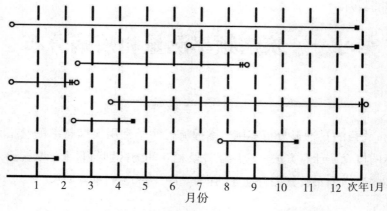

○—代表发病 ■—代表死亡 ○H—代表痊愈
每条竖虚线代表当月第一天。

图 1-1 所研究疾病 2020 年 1—12 月的发病和死亡情况

问题：

（1）计算 2020 年 1 月该病的患病率。

（2）计算 2020 年 1—9 月该病的期间患病率。

（3）计算 2020 年该病的发病率。

（4）计算 2020 年该病的死亡率。

（5）计算 2020 年该病的病死率。

（6）讨论发病率和患病率之间有何区别和联系。

【课题二】 疾病频率测量——水痘

水痘是一种常见的传染病，学龄儿童为高发人群。某小学是一所寄宿学校，有一年级至六年级，共 36 个班级，学生 1 440 人。表 1-1 为 2018 年 3 月 1 日至 4 月 30 日某小学经所在市的医院确诊及公共卫生专业人员进行个案调查所得的水痘病例的流行病学资料。

表 1-1　2018 年 3—4 月某小学的水痘疫情

确诊日期	新增病例数	年级	合计病例数
3 月 21 日	1	三	1
3 月 22 日	2	三	3
3 月 23 日	1	三	4
3 月 24 日	1	一	5
3 月 25 日	4	一	9
3 月 26 日	3	五	12
3 月 27 日	5	六	17
3 月 28 日	2	四	19
3 月 29 日	6	五	25
3 月 30 日	9	六	34
3 月 31 日	12	一	46
4 月 1 日	10	二	56
4 月 2 日	12	二	68
4 月 3 日	7	三	75
4 月 4 日	5	三	80

问题：

（1）计算该病在 3—4 月的罹患率。

（2）该校的许多学生，包括这 80 名刚刚患有水痘的学生，在随后的假期回家。大约 2 周后，这 80 名学生的兄弟姐妹中的 21 名（共有 63 名兄弟姐妹，且不是该寄宿学校的学生）患上了水痘。计算该病的续发率。

【课题三】疾病频率测量——甲型肝炎

某幼儿园大、中、小班共有 72 名学生，2019 年 4 月发现有 7 名幼儿感染甲型肝炎，出现发热、食欲减退、精神萎靡、肝肿大及肝功能异常等症状，其中部分患儿出现黄疸的症状。7 名患儿所在家庭有其他家庭成员共 32 人，这 32 人中有 5 人在经过一个潜伏期后发病（图 1-2）。

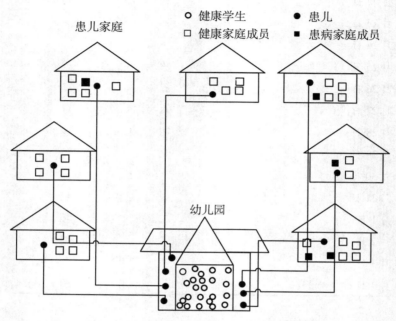

图 1-2　某幼儿园及学生家庭的甲型肝炎暴发情况

问题：

（1）若要描述本次甲型肝炎的暴发情况及其传染力的强弱，可分别选择哪些指标？

（2）对所选择的指标进行计算。

【课题四】 疾病频率测量——年龄标化死亡率

2018 年甲、乙两县不同年龄段的死亡人口数及 2018 年年中人口数如表 1-2 所示。

表 1-2　2018 年甲、乙两县的年龄别年中人口数及死亡人口数

年龄组/岁	甲县			乙县		
	年中人口数	死亡人口数	死亡专率/‰	年中人口数	死亡人口数	死亡专率/‰
0～24	18 000	35	1.94	13 000	30	2.31
25～49	11 000	60	5.45	7 000	50	7.14
50～74	9 000	370	41.11	11 000	400	36.36
≥75	3 000	250	83.33	4 000	380	95.00
合计	41 000	715		35 000	860	
总死亡率			17.44			24.57

问题：

根据表 1-3 中所提供的标准人群各年龄组人口数，计算甲、乙两县的年龄标化死亡率，比较分析导致总的死亡率和年龄标化死亡率结果存在差异的原因。

表 1-3　该地区标准人群的年龄别死亡人口数

年龄组/岁	标准人群	甲县		乙县	
	年中人口数	标化死亡专率/‰	预期死亡人口数	标化死亡专率/‰	预期死亡人口数
0～24	11 000				
25～49	17 000				
50～74	20 000				
≥75	3 000				
合计	51 000				

【课题五】疾病分布——严重急性呼吸综合征[①]

2003 年在世界各地出现了一种由冠状病毒引起的以肺炎为

---

① 彭国文，何剑峰，林锦炎，等. 广东省传染性非典型肺炎流行病学特征初步调查［J］. 中华流行病学杂志，2003，24（5）：350－352.

主要临床表现的呼吸道传染病。广东省在 2003 年 1—4 月先后有 13 个市报告发生严重急性呼吸综合征（severe acute respiratory syndrome，SARS）。为了解掌握 SARS 的流行过程和流行特征，广东省相关机构在全省范围内建立监测报告系统，对病例进行流行病学调查，结果见表 1-4 至表 1-6。

表 1-4 广东省 2003 年 1—4 月 SARS 病例的地区分布

地区	首例发病时间	发病例数	发病率 /(1/10 万)	死亡例数	病死率 /%
广州	2003 - 1 - 3	1 113	16.05	42	
深圳	2003 - 1 - 15	44	3.33	1	
东莞	2003 - 1 - 2	31	0.81	2	
佛山	2002 - 12 - 26	28	2.08	0	
中山	2002 - 11 - 16	25	1.10	1	
河源	2002 - 12 - 10	13	0.40	0	
肇庆	2003 - 1 - 17	13	0.33	1	
惠州	2003 - 3 - 24	7	0.25	0	
汕头	2003 - 3 - 23	4	0.09	0	
汕尾	2003 - 2 - 21	3	0.10	0	
江门	2003 - 3 - 13	1	0.06	1	
湛江	2003 - 3 - 30	1	0.01	0	
韶关	2003 - 4 - 4	1	0.03	0	

表 1-5 广东省 SARS 病例的年龄、性别分布

年龄组 /岁	性别			合计	构成比 /%
	男	女	不详		
0～9	26	16	0	42	
10～19	35	36	0	71	
20～29	124	227	3	354	
30～39	153	155	3	311	
40～49	99	101	3	203	
50～59	65	58	1	124	

年龄组/岁	性别			合计	构成比/%
	男	女	不详		
60～69	46	47	1	94	
≥70	43	37	0	80	
不详	0	0	5	5	
合计	591	677	16	1 284	

表 1-6　广东省 SARS 病例在不同年龄组的死亡分布

年龄组/岁	发病例数	死亡例数	病死率/%
0～9	42	1	
10～19	71	1	
20～29	354	2	
30～39	311	5	
40～49	203	10	
50～59	124	7	
60～69	94	11	
≥70	80	11	
不详	5	0	
合计	1 284	48	

问题：

（1）简述广东省 SARS 发病的三间分布特点。

（2）计算表 1-4 中各城市及表 1-6 中各年龄组 SARS 的病死率，并描述病死率的分布特点。

（3）分析影响病死率的原因。

（4）思考病死率的意义及其计算中可能存在的问题。

【课题六】 疾病分布——维生素 D 缺乏

维生素 D 被认为是影响骨骼和总体健康状况的重要因素，全球范围内均存在维生素 D 缺乏和不足的问题。血清维生素 D 水平受多种因素的影响，如是否服用维生素 D 补充剂，居住地阳光照射量、纬度、气候，日光浴，运动和体质指数等。为了解甲地区人群维生素 D 缺乏的现状，对该地区 2016 年不同性别人群每月血清维生素 D 水平的数据进行分析，结果如图 1 - 3 所示。

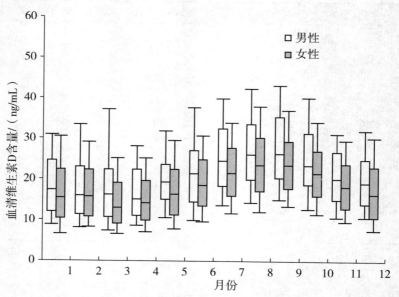

图 1-3　甲地区 2016 年不同性别人群
每月的血清维生素 D 水平

问题：

（1）描述甲地区不同性别人群在一年中的血清维生素 D 水平分布。

（2）本课题的研究结果对预防维生素 D 缺乏引起的不良健康状况有何提示？

【课题七】 疾病分布——流行性感冒

流行性感冒（简称"流感"）由于可能导致误工和工作效率降低，因而患病代价高昂。美国每年季节性流感的医疗费用约为104亿美元，患者平均误工 3～5 天。鉴于流感对劳动力造成的较大影响，亟须调查不同职业人群的流感样疾病（influenza-like illness）的患病率来指导疾病预防的相关工作。在 2009 年 9 月至 2010 年 8 月，某研究通过在美国华盛顿州随机抽样调查部分受雇的职员，按照职业年龄、性别和患病时间进行分组并计算受访者的流感样疾病患病率，部分结果见表 1 - 7。

表 1 - 7　按职业、年龄、性别和患病时间划分的流感样疾病的流行情况

职业	平均患病率/%	患病率/%					
		年龄组/岁		性别		患病时间	
		18～49	50～89	男	女	2009 年 9 月至 2010 年 3 月	2010 年 4 月至 2010 年 8 月
教师	5.1	4.8	5.4	4.7	5.5	7.0	3.2
护士	10.1	11.6	8.6	11.7	8.5	12.0	8.2
行政人员	6.5	6.4	6.6	5.9	7.1	8.1	4.9
服务人员	17.1	20.9	13.3	14.1	20.1	17.5	16.7
农民	4.0	3.8	4.2	5.4	2.6	4.6	3.4
建筑工人	1.6	1.5	1.7	1.6	1.6	1.7	1.5
……	……	……	……	……	……	……	……
总计	6.8	7.6	6.0	5.8	7.8	7.6	6.0

问题：

描述不同年龄组、不同性别、不同职业、不同时间段的流感样疾病患病情况，并分析引起流感样疾病患病率分布差异的可能原因。

【课题八】 疾病分布——病毒性肝炎[①]

病毒性肝炎是我国重点防控的传染病之一。探讨我国病毒性

[①] 张敏娜，袁月，貌盼勇，等. 中国 2004—2013 年病毒性肝炎发病与死亡趋势分析 [J]. 中华流行病学杂志，2015，36（2）：144 - 147.

肝炎流行趋势及发病、死亡规律，可为病毒性肝炎防治策略的制定提供重要的科学依据。某研究根据我国 2004—2013 年发布的全国法定传染病疫情概况中的病毒性肝炎数据，结合各年度公布的当年年末全国常住人口资料，进行了病毒性肝炎的发病和死亡分析。所研究的 5 种类型的病毒性肝炎包括甲型肝炎（甲肝）、乙型肝炎（乙肝）、丙型肝炎（丙肝）、戊型肝炎（戊肝）和未分型肝炎。其中，未分型肝炎被定义为具有肝炎的临床表现和（或）肝功能检测异常，并排除甲、乙、丙、戊肝和不具备检测条件的病例。病毒性肝炎的分布特征如图 1-4 至图 1-7 所示。

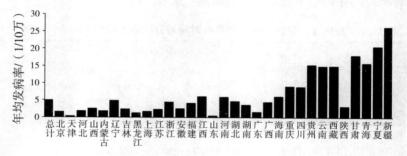

图 1-4　2006—2010 年我国 31 个省、自治区、直辖市的 5 种病毒性肝炎年均总发病率

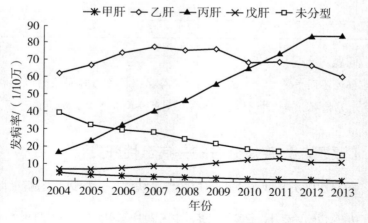

图 1-5　2004—2013 年我国 5 种病毒性肝炎发病率

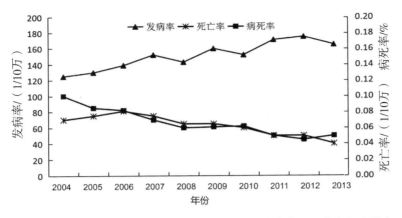

图1-6　2004—2013年我国5种病毒性肝炎总发病率、死亡率和病死率

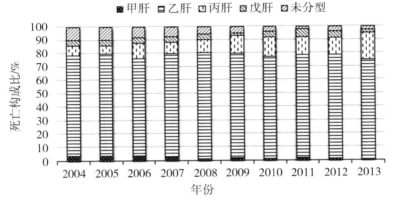

图1-7　2004—2013年我国5种病毒性肝炎死亡构成比

问题：

（1）根据图1-4，说明2006—2010年我国5种病毒性肝炎的地区分布有什么特点。

（2）根据图1-5和图1-6，说明2004—2013年我国5种病毒性肝炎发病情况的长期变化趋势。

（3）根据图1-6和图1-7，分析2004—2013年我国5种病毒性肝炎死亡情况的长期变化趋势。

（4）综合以上信息，讨论本研究结果对我国5种病毒性肝炎的防控有何提示。

【课题九】 疾病分布——动物皮肤利什曼病

动物皮肤利什曼病（zoonotic cutaneous leishmaniasis）是一种由虫媒传播的疾病，给伊朗许多农村地区的居民带来了沉重的心理和经济负担。某研究在 2010—2012 年对整个研究地区村一级的 2 983 个记录案例进行了调查，结果见表 1-8。

表 1-8　动物皮肤利什曼病患者的人口统计学特征

变量	2010 年		2011 年		2012 年	
	病例数	发病率/(1/10 万)	病例数	发病率/(1/10 万)	病例数	发病率/(1/10 万)
地区						
阿加拉城	102	169.4	30	49.8	24	39.8
阿里阿巴德	9	18.8	27	56.2	22	45.9
阿札德沙赫尔	20	69.0	13	44.9	6	20.7
马赫沙赫尔	1	7.0	0	0.0	0	0.0
土库曼港	6	35.6	4	23.7	9	53.4
卡西欧	7	25.5	4	14.6	4	14.6
拉希詹	39	184.1	22	103.9	30	141.6
阿斯塔拉巴德	1 097	879.3	334	267.7	294	235.7
戈尔甘	69	83.2	51	61.5	55	66.3
卡拉来赫	46	79.6	65	112.5	24	41.5
科多科奥	10	44.6	2	8.9	5	22.3
马拉维塔佩	149	444.2	78	232.2	90	268.3
米诺达什特	13	39.4	3	9.1	1	3.0
拉米杨	92	243.1	27	71.3	9	23.8
年龄组/岁						
0～4	359	558.5	114	177.4	161	250.5
5～10	274	442.1	88	142.0	90	145.2
11～14	148	375.6	48	121.8	23	58.4
15～24	415	315.0	160	121.4	106	80.5

变量	2010 年		2011 年		2012 年	
	病例数	发病率/(1/10 万)	病例数	发病率/(1/10 万)	病例数	发病率/(1/10 万)
25～34	187	156.8	110	92.2	62	52.0
35～64	243	134.9	126	76.7	123	74.9
≥65	17	60.4	13	46.2	8	28.4
性别						
男	994	327.4	393	129.5	333	109.7
女	666	218.0	267	87.4	240	78.6
总计	1 660	272.5	660	108.4	573	94.1

已排除部分缺失数据。

问题：

（1）综合描述并分析该地区动物皮肤利什曼病的三间分布情况。

（2）根据这些信息，总结该病的可能病因。

【课题十】 乌干达纳帕克区戊型肝炎暴发的流行病学调查

（一）研究背景

此前，在乌干达基特古姆区报道了一起该国历史上持续时间最长的戊型肝炎暴发事件。戊型肝炎主要发生在以戊型肝炎病毒（hepatitis E virus，HEV）基因型 1 和基因型 2 分布为主的发展中国家。尽管戊型肝炎通过粪-口途径传播，因饮用水或者食物遭粪便污染而造成流行，但是在其他地区也曾出现过人际传播的病例。在发达国家，戊型肝炎是人畜共患病，病例主要是散发，与HEV 基因型 3 和基因型 4 有关。对 HEV 基因型 1 感染病例的研究表明，只有 20%～30% 的感染有症状。戊型肝炎具有自限性，通常不会导致长期后遗症。但妊娠期感染 HEV 会导致严重的后果，病死率高达 20%，而在一般人群中的病死率为 1%～2%。本研究旨在确定 2013—2014 年乌干达纳帕克区 HEV 流行的人口、地区和时间特征。

（二）研究方法

1. 研究现场和研究对象

本研究是在乌干达北部的纳帕克区进行的。该区包括 7 个次级县、31 个教区和 227 个村庄。该地区居民主要是农村游牧民族，总人口约为 146 630 人。气温随季节变化，为 15～32.5 ℃。一年中没有一个月降雨量超过潜在蒸发量。土壤为黑色或深灰色黏土，有机物质含量极低，水分储存能力中等。位于卡拉莫贾省的纳帕克区，森林砍伐和野火使植被消失，大部分土地没有绿色植物覆盖。洛科波（Lokopo）、洛伦奇拉（Lorengechora）和伊里里（Iriri）这 3 个次级县包括了大部分的病例，在邻近的莫罗托（Moroto）、纳卡皮里特（Nakapiritit）、卡塔克维（Katakwi）、科蒂多（Kotido）发现了其他个别病例。当地卫生部门 2014 年的一份健康调查报告显示，纳帕克区的厕所覆盖率仅为 18.6%，安全用水覆盖率为 62%，但 44% 的安全水源是无功能的。

2. 资料收集与分析

2013—2014 年戊型肝炎暴发期间，所有病例的数据均是由当地卫生统计部门常规收集的。研究人员通过问卷调查收集有关社会人口学方面的信息，包括年龄、性别、妊娠状态、收入、主要居住地、家庭规模和职业；其他一些特定文化影响的行为如饮用本地酿造的啤酒；个人卫生行为习惯如清洗餐具、如厕或者餐后洗手、肥皂的使用等；以及其他生活环境信息，包括主要水源、饮用水的供应和处理、饮用水贮存容器的种类和数量、季节（丰水期、枯水期）等，均被收集并被妥善保管。

（三）研究结果

研究结果见表 1–9、表 1–10、图 1–8。

表 1-9 2013—2014 年纳帕克区 HEV 疫情人群特征描述

特征	病例数	构成比/%	死亡例数	病死率/%
年龄/岁				
≤5	51	3.8	0	0.0
6~17	180	13.2	2	1.1
18~30	594	43.7	23	3.9
31~59	445	32.7	5	1.1
≥60	89	6.5	0	0.0
性别				
女	788	58.0	26	3.3
男	571	42.0	4	0.7
妊娠状态				
否	1 336	98.3	15	1.1
是	23	1.7	15	65.2
总计	1 359		30	2.2

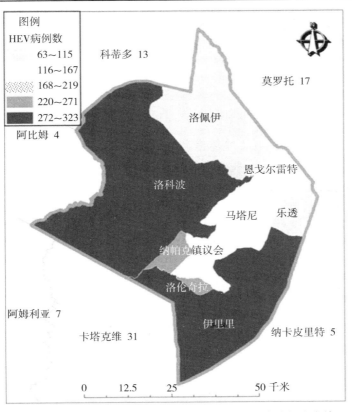

图 1-8 2013—2014 年纳帕克区确诊的 HEV 感染病例分布情况

表 1－10　2013—2014 年 HEV 暴发期间纳帕克区
每个次级县的 HEV 病例比例

次级县	估计人口数	病例数	发病率/%
洛伦奇拉（Lorengechora）	11 099	233	2.10
恩戈尔雷特（Ngolereit）	10 502	126	1.20
洛佩伊（Lopeei）	13 393	104	0.78
伊里里（Iriri）	41 932	323	0.77
马塔尼（Matany）	22 810	159	0.70
乐透（Lotome）	11 589	63	0.54
洛科波（Lokopo）	21 311	288	1.35

资料来源：AMANYA G, KIZITO S, NABUKENYA I, et al. Risk factors, person, place and time characteristics associated with Hepatitis E Virus outbreak in Napak District, Uganda ［J］. BMC infectious diseases, 2017, 17（1）：451.

问题：

（1）该研究的目的是什么？有什么意义？

（2）根据表 1－9 的结果，描述戊型肝炎暴发的人群分布特征。

（3）根据图 1－8 和表 1－10，描述戊型肝炎暴发的地域分布情况。

（4）试分析戊型肝炎暴发的可能原因。

（肖苏妹　徐琳）

实习二　现况研究

【目的】通过分析实例，掌握现况研究的基本概念和特征，掌握现况研究设计中的基本原则、步骤及资料的分析方法，熟悉现况研究中常见的偏倚及其控制方法，熟悉现况研究常用的抽样方法、用途和优缺点。

一、现况研究的重要知识点

（1）现况研究的定义、基本特征和用途。

（2）现况研究的主要类型及各类型的特征。

（3）简单随机抽样、系统抽样、分层抽样、整群抽样及多阶段抽样的概念和实施方法。

（4）现况研究的常见偏倚及控制：选择偏倚（无应答偏倚、志愿者偏倚、幸存者偏倚），信息偏倚（调查偏倚、测量偏倚）。

（5）现况研究数据分析方法及结果解读。

二、课堂讨论题

【课题一】家长对学龄前儿童非故意伤害发生的知信行调查

为了解家长对学龄前儿童非故意伤害发生的知识、态度和行为水平,分析学龄前儿童非故意伤害发生的影响因素,进而为制定相应的预防干预策略提供依据,研究人员拟选择 600 个学龄前儿童作为研究对象,对其父母进行问卷调查。

样本选择方式有:在街头公交车站随机选取携带学龄前儿童的适龄成年人进行调查;随机选取 3 个幼儿园,对入园儿童的父母进行调查;随机选取 1 个社区,对社区内所有学龄前儿童的父母进行调查;在城区、城乡接合部和农村分别选取 1 个幼儿园,对入园儿童的父母进行调查;随机选取 2 个有儿科的医院,对来诊的学龄前儿童的父母进行调查;编制网络问卷,通过网络邀请学龄前儿童的父母进行无记名调查。

> **问题:**
> (1) 上述几种样本选择方式,你认为哪种较为合适?
> (2) 除了上述几种样本选择方法,你认为还有哪些方法?
> (3) 不同的随机抽样方法各有什么适用范围?在运用时应该注意什么?

【课题二】某地区 15 岁及以上居民胃癌患病状况调查研究

为了解某地区居民胃癌患病情况及其流行特征,为进一步开展防治工作提供科学依据,研究组采用多阶段分层整群随机抽样方法,于 2001 年 6—11 月对该地区 20 个样本点(县/市/区)的 14 400 户常住居民进行调查。

按照国家卫生服务调查设计方案,在该地区抽取的 20 个样本点(县/市/区)中,以乡镇(街道)为抽样单位开展调查。首先根据每个县/市/区提供的乡镇或街道的名单,根据经济发展水平将其分为高、中、低 3 层,在每层内分别随机选取 2 个乡镇或街道;然后在选取的乡镇或街道中,以村或居委会为单位随机选取 2 个村或居委会;最后在每个选取的村或居委会内再随机抽取 60 户纳入调查。该地区实际共抽取 14 400 户,将每户 15 岁及以上常住居民(在居住地居住满 6 个月及以上)作为研究对象,共 28 275 人,其中 28 255 人完成了调查。

采用入户询问的方式,利用国家卫生健康委员会统一编制的"国家卫生服务调查——家庭健康询问调查表"进行调查。调查内容包括家庭一般情况、家庭成员个人情况、慢性病患病情况等。恶性肿瘤患病情况由被调查者自我报告获得,即被调查者自我报告患有经医生明确诊断的恶性肿瘤的情况。

结果见表 2-1 至表 2-3。表 2-1 是 2001 年该地区调查对象的年龄和性别分布,表 2-2 是 2001 年该地区不同年龄和性别居民胃癌患病情况及分析结果,表 2-3 是 2001 年该地区不同社会经济状况居民胃癌患病情况及分析结果。

表 2-1　2001 年某地区调查对象的年龄、性别分布

年龄组/岁	男女合计		男性		女性	
	调查人数	构成比/%	调查人数	构成比/%	调查人数	构成比/%
15～24	2 430	8.60	1 179	8.69	1 251	8.52
25～34	3 258	11.53	1 488	10.97	1 770	12.05
35～44	4 761	16.85	2 292	16.90	2 469	16.81
45～54	6 168	21.83	2 904	21.41	3 264	22.22
55～64	6 380	22.58	3 094	22.81	3 286	22.37
≥65	5 258	18.61	2 609	19.23	2 649	18.03
合计	28 255	100.00	13 566	100.00	14 689	100.00

表 2-2　2001 年某地区不同年龄和性别居民胃癌患病情况及分析结果

年龄组/岁	男女合计		男性		女性		卡方检验	
	患病人数	患病率/(1/10 万)	患病人数	患病率/(1/10 万)	患病人数	患病率/(1/10 万)	χ^2	P 值
15～24	7	288.07	4	339.27	3	239.81	—	0.718[①]
25～34	5	153.47	1	67.20	4	225.99	—	0.384[①]
35～44	11	231.04	3	130.89	8	324.02	1.167	0.279

续表2-2

年龄组/岁	男女合计		男性		女性		卡方检验	
	患病人数	患病率/(1/10万)	患病人数	患病率/(1/10万)	患病人数	患病率/(1/10万)	χ^2	P值
45~54	22	356.68	10	344.35	12	367.65	<0.001	1.000
55~64	47	736.68	27	872.66	20	608.64	1.179	0.277
≥65	39	741.73	23	881.56	16	604.00	1.024	0.311
合计	131	463.63	68	501.25	63	428.89	0.651	0.420

①：Fisher 精确检验。

Cochran-Armitage 趋势检验：总体样本中 $P < 0.001$，男性中 $P < 0.001$，女性中 $P = 0.008$。

表2-3　2001年某地区不同社会经济状况居民胃癌患病情况及分析结果

变量	调查人数 ($N = 28\ 255$)	患病人数 ($N = 131$)	患病率/(1/10万)	χ^2	P值
文化程度				2.685	0.612
小学以下	3 492	22	630.01		
小学	7 622	33	432.96		
初中	9 650	42	435.23		
高中/技校/中专	5 154	25	485.06		
大学及以上	2 337	9	385.11		
就业状况				78.950	<0.001
在业	20 136	50	248.31		
离退休	3 859	48	1 243.85		
在校学生	856	2	233.64		
失业/无业	3 404	31	910.69		
经济状况				4.724	0.317
最低组	5 959	28	469.88		
较低组	6 484	33	508.95		
中等组	5 910	16	270.73		
较高组	5 345	28	523.85		
最高组	4 557	26	570.55		

问题：

(1) 该调查属于现况研究吗？为什么？

(2) 该研究采用的抽样方法是什么？为什么采用该方法？

(3) 表 2-1 提供了哪些信息？

(4) 表 2-2 提供了哪些信息？

(5) 表 2-3 提供了哪些信息？

【课题三】F 市某镇农村老年期痴呆患病率调查

随着世界人口老龄化的加速和老年期痴呆患病率的增加，老年期痴呆的发病成为医疗和公共健康事业的沉重负担，有效防治老年期痴呆已成为亟待研究和解决的课题。

为了解 F 市农村老年期痴呆的患病情况，探讨可能的影响因素，于 2017 年 7—11 月对该市某镇 22 个村委会的所有老年人口进行流行病学调查。

研究对象为居住在该市某镇农村，年龄≥65 岁并符合下列条件者：有常住户口，调查时居住在调查地或本市敬老院者。排除标准：①调查地有常住户口，调查时不在调查地或本市敬老院满 1 个月者。②在调查地无常住户口者。

该研究的研究对象为按当地派出所人口登记册及各村委会人口登记册逐户抄录，符合上述纳入标准的人群。调查员经统一培训和预试验后，采用统一调查表和标准化调查用语，按名单入户调查。调查采用二阶段法，第一阶段采用简易精神状态检查量表（mini-mental status examination，MMSE）、日常生活活动能力评定量表、流行病学调查用抑郁自评量表等进行粗筛，同时收集调查对象的一般资料；第二阶段为诊断性检查，由研究小组成员对 MMSE 评分在划界分以下［文盲组（未受教育）≤17 分，小学组（教育年限≤6 年）≤20 分，中学或以上组（教育年限＞6 年）≤24 分］及 MMSE 得分虽在正常范围但筛查人员或家属认为其有明显认知功能损害者进行成套的神经心理测试，并按美国精神医学学会的《精神障碍诊断与统计手册》第五版的标准诊断痴呆。

问题：

（1）本次调查的目的是什么？使用了一种什么类型的流行病学研究方法？

（2）本次调查采取的是普查还是抽样调查？该调查是如何实施的？

（3）是否可以选择另一种调查方法？如果可以，该如何实施？

（4）本次调查中有关痴呆的分布情况，选择什么指标描述？该如何描述？

（5）关于痴呆的影响因素，你认为应该收集哪些因素？

【课题四】胃食管反流患病率及其危险因素的人群调查研究

（一）研究背景

胃食管反流病（gastroesophageal reflux disease，GERD）是一种严重影响人群健康的胃肠疾病，在西方国家的患病率为 10%～20%。由于目前我国缺乏关于 GERD 的全国性数据，研究人员开展了此次研究，旨在了解 GERD 在我国 5 个地区的流行情况，并研究 GERD 相关的危险因素。

（二）研究方法

研究人员采取多阶段分层整群抽样的方法进行流行病学研究。在东、南、西、北、中 5 个地区中分别随机选取 1 个城市

为研究现场；每个城市按照城区和郊区分层，各层中分别抽取
1 800人。首先从 5 个城市的城区随机抽取 1 个或多个区，从 5
个城市的郊区随机抽取 1 个或多个区；然后从城区各区随机抽
取 1 个或者多个街道，从郊区随机抽取 1 个或多个乡镇；再从
各街道随机抽取若干居委会，从乡镇随机抽取若干村；最后从
居委会或村中随机选取研究对象，其年龄和性别分别符合当地
人口的年龄和性别分布。调查在 2007 年 4 月至 2008 年 1 月期
间开展，共调查 18 000 人。

（三）研究对象纳入标准

年龄 18～80 岁的常住人口，其年龄和性别分别符合当地人
口的年龄和性别分布。排除标准：年龄小于 18 岁或大于 80 岁；
文盲；有精神疾病或者严重视力、听力和/或学习障碍，无法回
答问卷者。

根据蒙特利尔定义，GERD 被定义为每周至少 2 天发生轻度
胃灼热和/或反流症状（频率分数 ≥3 和严重程度评分 ≥2 的相
关症状），或每周至少 1 天发生胃灼热和/或反流症状（频率分
数 ≥2 和严重程度评分 ≥3 的任何相关症状）。

所有的受访者都需要完成一般信息问卷和中文版的反流性疾
病问卷（reflux disease questionnaire，RDQ）的调查。一般信息
问卷收集年龄、身高、体重、性别、婚姻状况、受教育程度、收
入、职业、生活习惯、健康状况、家族胃肠道疾病史、病史等自
我报告信息。RDQ 调查 1 个月内的胃灼热（定义为"胸骨后烧
灼感"和/或"胸骨后疼痛"）、反流（定义为"嘴里有酸味"
和/或"从胃向上的不舒服的物质运动感"）和反酸的频率及严
重程度。每个城市随机抽取 20% 的受访者进行体格检查，包括
测量体重、身高、腰围和臀围。其中 1 个城市的居民还被邀请进
行内窥镜检查。

调查采用的是自填式问卷。调查员在一旁辅助，对受访者不
理解的问题给予必要的解释。调查开始前对调查员进行统一培

训，编制调查员手册和问卷题目的解释和说明。问卷调查完成后由督导员当场检查问卷的完整性并签字确认。对体格检查结果、内窥镜检查结果和问卷调查结果进行比较，核查自填问卷答案的符合程度。

该研究经伦理委员会批准。调查开始前已获得受访者的知情同意，受访者可以在任何时候停止参与研究。

（四）主要研究指标

描述性指标：患病率和构成比。分析性指标：比值比（odds ratio，OR）及 95% 置信区间（confidence interval，CI）。

（五）统计分析方法

采用患病率描述 GERD 的流行状况，使用 Cochran-Armitage 检验进行趋势检验，采用卡方检验比较不同研究中心受访者的基线特征；通过单变量和多变量 Logistic 回归计算 OR 和 95% CI，评估与 GERD 相关的因素的效应。

（六）研究结果

基本特征分析：2007 年 4 月至 2008 年 1 月，共有 16 091 名研究对象完成调查（应答率为 89.4%），经核查后 16 078 人符合要求并被纳入统计分析。研究对象平均年龄为（42.5 ± 15.2）岁，52.2% 为女性；身体质量指数（body mass index，BMI）均值为（22.6 ± 3.3）kg/m²，介于 11.8 ~ 41.0 kg/m²；69.9% 的研究对象不吸烟，79.7% 的研究对象不饮酒。

GERD 患病率分析：根据蒙特利尔定义的 GERD 的总患病率为 3.1%（496/16 078），城区和郊区患病率分别为 2.4% 和 3.8%。在研究的 5 个城市，GERD 的患病率在 1.7%（G 城市）至 5.1%（W 城市）之间。

GERD 不同症状的患病率分布见表 2 - 4；反流症状和 GERD 患病率的区域差异见表 2 - 5；反流症状频率分布见图 2 - 1（a），

严重程度见图 2-1（b）；GERD 的相关危险因素见表 2-6；由症状定义的 GERD 与参与体格检查者的 *BMI* 和腰臀比的关系见表 2-7。

表 2-4　GERD 不同症状的患病率分布

症状	患病率/%
胃灼热或反流	12.7
胃反流	10.8
嘴里有酸味	8.7
从胃向上的不舒服的物质运动感	5.3
胃灼热	4.0
胸骨后灼烧感	2.4
胸骨后疼痛	2.8

表 2-5　反流症状和 GERD 患病率的区域差异

人群分布	反流症状至少每月出现1次,n(%)	反流症状至少每周出现1次,n(%)	根据症状定义的GERD,n(%)
S 城市（$N=3\ 151$）	338(10.7)	143(4.5)	84(2.7)
B 城市（$N=3\ 168$）	287(9.1)	120(3.8)	69(2.2)
W 城市（$N=3\ 283$）	532(16.2)	245(7.5)	169(5.1)
X 城市（$N=3\ 266$）	609(18.6)	218(6.7)	121(3.7)
G 城市（$N=3\ 210$）	271(8.4)	103(3.2)	53(1.7)
合计（$N=16\ 078$）	2 037(12.7)	829(5.2)	496(3.1)

N 为样本量。部分缺失数据已排除。

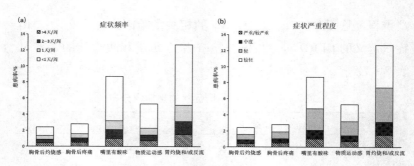

图 2-1　反流症状的频率（a）和严重程度（b）（$n=16\ 078$）

表 2-6　有和没有反流症状的 GERD 参与者的特征
及这些特征与 GERD 的关系

变量	GERD[①], n（%）		OR（95% CI）	
	有（N=496）	无（N=15 582）	未调整	调整[②]
环境				
城区	192（38.7）	7 880（50.6）	1.00	1.00
郊区	304（61.3）	7 702（49.4）	1.62 (1.35～1.95)	1.40 (1.13～1.72)
性别				
女	282（56.9）	8 108（52.0）	1.00	1.00
男	214（43.1）	7 474（48.0）	0.82 (0.69～0.99)	1.00 (0.77～1.29)
年龄组/岁				
18～29	48（9.7）	3 632（23.3）	0.49 (0.34～0.69)	0.67 (0.46～0.97)
30～39	97（19.6）	3 578（23.0）	1.00	1.00
40～49	129（26.0）	3 683（23.6）	1.29 (0.99～1.69)	1.11 (0.84～1.47)
50～59	113（22.8）	2 355（15.1）	1.77 (1.34～2.33)	1.20 (0.89～1.62)
60～69	59（11.9）	1 444（9.3）	1.51 (1.08～2.09)	0.82 (0.57～1.18)
70～80	50（10.1）	890（5.7）	2.07 (1.46～2.94)	0.85 (0.57～1.27)
BMI[③]/（kg/m²）				

变量	GERD[①], n (%)		OR (95% CI)	
	有 (N=496)	无 (N=15 582)	未调整	调整[②]
<18.5	44 (8.9)	1 436 (9.2)	1.10 (0.79~1.53)	1.04 (0.73~1.48)
18.5~22.9	209 (42.1)	7 512 (48.2)	1.00	1.00
23.0~27.4	181 (36.5)	5 326 (34.2)	1.22 (1.00~1.50)	1.14 (0.92~1.41)
≥27.5	58 (11.7)	1 244 (8.0)	1.68 (1.25~2.26)	1.32 (0.97~1.80)
受教育程度				
小学及以下	183 (36.9)	2 999 (19.2)	1.00	1.00
中学	255 (51.4)	9 675 (62.1)	0.43 (0.36~0.52)	0.62 (0.49~0.79)
大学及以上	58 (11.7)	2 906 (18.6)	0.33 (0.24~0.44)	0.69 (0.45~1.05)
职业				
脑力劳动者	96 (19.4)	4 116 (26.4)	1.00	1.00
体力劳动者	400 (80.6)	11 445 (73.5)	1.50 (1.20~1.88)	0.88 (0.67~1.17)
家庭月均收入/元				
≤1 999	325 (65.5)	8 490 (54.5)	1.00	1.00
2 000~4 999	139 (28.0)	5 824 (37.4)	0.62 (0.51~0.76)	0.83 (0.67~1.04)
≥5 000	31 (6.3)	1 228 (7.9)	0.66 (0.45~0.96)	0.92 (0.61~1.39)
吸烟				
不吸	355 (71.6)	10 875 (69.8)	1.00	1.00
现在吸	122 (24.6)	4 309 (27.7)	0.87 (0.70~1.07)	0.80 (0.60~1.06)
以前吸	19 (3.8)	395 (2.5)	1.47 (0.92~2.36)	0.95 (0.56~1.61)
饮酒[④]				
不饮	393 (79.2)	12 420 (79.7)	1.00	1.00
饮酒	103 (20.8)	3 159 (20.3)	1.03 (0.83~1.28)	1.31 (1.00~1.71)
休闲锻炼频率				
每天	350 (70.6)	10 009 (64.2)	1.00	1.00

现况研究

变量	GERD[①], n（%）		OR（95% CI）	
	有（N = 496）	无（N = 15 582）	未调整	调整[②]
≥1 次/周 至 <1 次/天	45（9.1）	2 149（13.8）	0.60 (0.44～0.82)	0.68 (0.49～0.94)
<1 次/周	33（6.7）	1 330（8.5）	0.71 (0.49～1.02)	0.87 (0.60～1.27)
从不	65（13.1）	2 066（13.3）	0.90 (0.69～1.18)	0.81 (0.61～1.07)
自报健康状况				
非常好	11（2.2）	1 759（11.3）	1.00	1.00
好	110（22.2）	7 471（47.9）	2.35 (1.26～4.39)	2.33 (1.21～4.47)
中等	245（49.4）	5 558（35.7）	7.05 (3.84～12.93)	6.43 (3.39～12.22)
差	121（24.4）	741（4.8）	26.11 (14.00～48.69)	20.10 (10.33～39.13)
非常差	8（1.6）	50（0.3）	25.59 (9.86～66.37)	22.47 (8.34～60.52)
胃肠疾病家族史				
无	392（79.0）	14 252（91.5）	1.00	1.00
有	104（21.0）	1 323（8.5）	2.86 (2.29～3.57)	2.59 (2.05～3.28)

资料来源：所有数据均来自一般信息问卷（在个别参与者拒绝回答特定问题的情况下，数据可能无法准确互相对应）。

①：由症状定义的 GERD。

②：调整表 2-6 中所有变量后的 OR 值。

③：BMI 值亚洲人群标准（体重不足：<18.5 kg/m^2；正常：18.5～22.9 kg/m^2；超重：23.0～27.4 kg/m^2；肥胖：≥27.5 kg/m^2）。

④：指每月至少饮酒 4 次。

由于部分数据缺失，表中每个变量数字加起来可能不等于列总数。括号中百分比为有效百分比。

表2-7 由症状定义的 GERD 与参与体格检查者的 *BMI* 和腰臀比的关系（20%亚组，*N* = 3 214）

变量	GERD[①], n（%）		OR（95% CI）	
	有（N = 110）	无（N = 3 104）	未调整	调整[②]
BMI[③] /（kg/m²）				
< 18.5	7 (6.4)	270 (8.7)	0.83 (0.37～1.85)	1.01 (0.45～2.29)
18.5～22.9	47 (42.7)	1 504 (48.5)	1.00	1.00
23.0～27.4	41 (37.3)	1 042 (33.6)	1.26 (0.82～1.93)	1.07 (0.68～1.68)
≥27.5	15 (13.6)	287 (9.2)	1.67 (0.92～3.03)	1.27 (0.65～2.46)
腰臀比				
男：< 0.90 女：< 0.83	56 (50.9)	1 801 (58.0)	0.86 (0.55～1.35)	1.10 (0.68～1.79)
男：0.90～0.95 女：0.83～0.90	31 (28.2)	859 (27.7)	1.00	1.00
男：> 0.95 女：> 0.90	23 (20.9)	414 (13.3)	1.54 (0.89～2.67)	1.42 (0.79～2.53)

资料来源：HE J, MA X, ZHAO Y, et al. A population-based survey of the epidemiology of symptom-defined gastroesophageal reflux disease：the systematic investigation of gastrointestinal diseases in China ［J］. BMC gastroenterology, 2010, 10：94。

①：GERD 根据 RDQ 问卷定义。

②：调整年龄、性别、*BMI* 及腰臀比，分析时使 *BMI* 和腰臀比互相校正。

③：*BMI* 值亚洲人群标准（体重不足：< 18.5 kg/m²；正常：18.5～22.9 kg/m²；超重：23.0～27.4 kg/m²；肥胖：≥27.5 kg/m²）。1 名参与者的 *BMI* 数据缺失，30 名参与者的腰臀比数据缺失。

问题：

（1）请简述现况研究的一般步骤。

（2）上述研究属于现况研究设计吗？为什么？

（3）此项研究的目的是什么？

（4）该研究选取研究对象的方法是什么？该方法有何优点？

（5）该研究的研究对象是如何定义的？纳入和排除标准是什么？

（6）该研究的结局是什么，如何定义？

（7）GERD 的流行现况是如何分析的？

（8）为探明 GERD 的危险因素，该研究收集了哪些信息？为什么收集这些信息？还需要补充哪些信息？

（9）该研究采用什么分析指标反映暴露因素与 GERD 的关系？该指标的意义是什么？

（10）该研究为什么同时进行单变量和多变量分析？

（11）表 2－6 和表 2－7 是暴露因素与 GERD 关系分析的结果，这 2 个表提供了哪些信息？

（12）为什么本研究要随机选取 20% 的样本进行体格检查？请进一步分析 *BMI* 及腰臀比与 GERD 的关系。

（13）为保证数据的完整性和可靠性，该研究是如何进行质量控制的？你认为还可以采取哪些措施？

（14）该研究的结论是什么？研究结果是否可以回答提出的研究问题？如果不能，还需要哪些信息？

（15）该研究有哪些不足？这些不足该如何改进？

三、现况研究文献评阅

本课题的目的是让学生掌握现况研究文献评阅的要点和思路。通过深入分析和思考现况研究的优点和缺点、其对结果的影响及对应的改善方法，学生可提高对现况研究原理和方法的掌握。下面是一份评价现况研究报告的提纲。

（一）研究的假设和意义

（1）该研究是否指明所选用的研究类型？研究的题目是否

和研究内容相符？

（2）研究问题是否明确、具体、可被检验？

（3）针对该研究问题，目前国内外的研究进展如何？

（4）研究目的及研究假设是否明确？该研究是否具有临床或公共卫生学意义？

（二）研究方法

（1）该研究是否已通过伦理审批并获得研究对象的知情同意？

（2）该研究采用哪种研究设计？

（3）研究对象是如何选择的？研究对象是否具有代表性？

（4）研究对象的纳入和排除标准分别是什么？该标准的设定是否合适？若不合适，应如何改进？

（5）研究关注的结局（疾病或健康相关事件）和诊断标准是什么？是否有明确的定义？

（6）有没有描述信息收集的方法？对研究现场和信息收集的起止时间有无说明？

（7）研究对象的应答率是多少？调查所得信息的合格率是多少？

（8）该研究是否有样本量的估计方法？样本量的计算方法是否正确？

（9）该研究的暴露因素及其定义是什么？定义是否清晰？如何对暴露进行评价和测量？

（10）该研究存在哪些潜在的混杂因素？这些混杂因素是如何测量和控制的？

（11）该研究还存在哪些潜在的偏倚？如何控制这些潜在的偏倚？

（12）该研究的统计分析策略描述是否正确？有没有定义主要和次要分析方法，以及敏感性或亚组分析方法？资料预处理方法、统计分析方法是否明确和合适？研究资料是否符合统计方法的基本要求？能否通过这些分析策略达到研究的目的和要求？

（三）调查结果

（1）对研究对象的特征是否有展示并进行均衡性分析？

（2）有无分析患病率或流行病现况？

（3）该研究采用了什么参数讨论暴露与结局之间的关系？所采用的参数是否合适？

（4）未校正的和校正的混杂因素的关联强度估计值和精确度（如 95% CI）分别是多少？请阐明其含义。

（5）该研究是否采用亚组及敏感性分析？

（6）混杂因素的调整是否合理？

（7）结果表格中所列出的数据是否合理？对表格中结果的描述是否恰当？

（四）讨论与其他信息

（1）讨论部分的论点是否明确？论据是否充分？推论是否合理？

（2）是否有讨论研究结果的优、缺点及可能的偏倚和混杂？是否有考虑研究结论的外推性？

（3）是否清楚说明了研究结论？该结论能否从结果中得出？是否回答了前言中提出的研究问题？

（4）该研究是否明确指出资助来源和资助者？

（5）若须进一步改进此研究，你会如何设计？

四、现况研究案例文献分析

【课题五】 中国成人精神障碍患病现状：现况研究[①]

---

① HUANG Y, WANG Y, WANG H, et al. Prevalence of mental disorders in China: a cross-sectional epidemiological study [J]. The lancet psychiatry, 6 (3): 211 - 224.

（一）研究背景

精神障碍是在各种生物学、心理学及社会环境因素影响下，人的大脑功能失调，导致认知、情感、意志和行为等精神活动出现不同程度障碍的疾病，不仅严重影响精神障碍患者及亲属的生活质量，同时也给社会带来沉重的疾病负担。改革开放以来，中国经历了前所未有的经济发展和社会变革，国民的生活方式发生了巨大变化，影响人们身心健康的因素有增无减，精神疾病逐渐成为全国疾病负担的突出问题，精神卫生服务需求不断增长和变化。20 世纪 80 年代以来，卫生部曾组织进行了 2 次全国大样本的精神障碍流行病学调查；进入 21 世纪以后，北京市、上海市、昆明市、广州市、天津市，浙江省等地陆续开展了区域性精神障碍流行病学调查；2001 年，北京市和上海市也开展了世界卫生组织启动的世界精神卫生调查（精神障碍流行病学调查）。然而，上述调查的诊断标准、测量工具、调查方法、研究人群等均不一致，且样本量、调查地区有限，导致调查结果的代表性和可比性受到限制。一直以来，我国尚无全国性的精神障碍流行病学数据，也无精神障碍患者接受治疗的基本信息，因此急需一次更具代表性的全国性调查。为此，"中国精神障碍疾病负担及卫生服务利用的研究"［简称中国精神卫生调查（China Mental Health Survey，CMHS）］于 2012 年成功立项，进行了全国精神障碍患病率及卫生服务利用调查，历时 3 年（2012—2014 年）完成了首次全国成人精神障碍流行病学调查，该调查旨在评估我国社区成人心境障碍、焦虑障碍、酒精药物使用障碍、精神分裂症及其他精神病性障碍、老年痴呆等主要精神障碍的患病率及其分布特点。

（二）研究资料与方法

采用现况研究设计，CMHS 的调查对象为中国 31 个省（自治区、直辖市）（不含港、澳、台）18 岁以上社区居民。采用了多阶段聚类区域概率抽样方法，在 157 个县/区、1 256 个村/社区中抽取受访者 32 552 人。调查的内容为三部分：一是社会人口学信息，包括性别、年龄、教育程度、婚姻状况、居住地及经济水平；二是精神障碍的患病率及分布特征，以美国精神医学学会的《精神障碍诊断和统计手册》第五版（DSM-5）为诊断标准，共调查了七类一级分类，三十六类二级分类精神障碍；三是精神障碍的医疗服务利用现状。该调查采用了国际公认的诊断标准和与国际一流水平接轨的调查工具、质量控制和资料分析方法，具有跨国和跨文化可比性，解决了以往研究的局限性。数据质量控制措施包括计算机逻辑检查、顺序记录检查、质量控制人员的电话检查及精神科医生的重新访谈检查。为了调整抽样选择和差异回应的概率，并进行后分层样本配对人口分布，该研究对数据进行了加权处理。

（三）研究结果

CMHS 调查的样本人口在 157 个县/区、628 个镇或街道、1 256 个村/社区及 40 964 个家庭地址中随机分布。其中，2 371 个家庭因为空置或地址无效而不符合资格。从 2013 年 7 月 22 日至 2014 年 9 月 21 日，我们对 38 593 个符合资格的家庭中的 32 552 人（占 84.4%）进行了首阶段的 CMHS 面访，共有 824 名合格的访问员参与。其中，男性受访者共 14 784 名（占 45.4%），女性受访者共 17 768 名（占 54.6%）；来自城镇地区的受访者共 15 309 名（占 47.0%），来自农村地区的受访者共 17 243 名（占 53.0%）；年龄为 18～34 岁的受访者共 5 625 名（占 17.3%），年龄为 35～44 岁的受访者有 6 378 名（占 19.6%），年龄为 45～54 岁的受访者共 7 801 名（占 24.0%），年龄为 55～64 岁的受访者共 7 338 名（占 22.5%），年龄为 65 岁及以上的受访者共 5 325 名（占 16.4%）。从 2013 年 9 月 27 日至 2015 年 3 月 5 日，共有 83 名经过培训并具备资质的精神科医生进行了 CMHS 第二阶段的结构化临床访谈表（Structured

Clinical Interview for DSM disorders，SCID）、社区痴呆筛查量表（Community Screening Instrument for Dementia，CSID）家属访谈和 GMS 评定。第一阶段的面访质量检查通过率为 90.9% ～99.9%，第二阶段面访质量检查通过率为 90.1% ～100%。

CMHS 结果显示，我国应该重点关注的精神障碍包括心境障碍、焦虑障碍、酒精药物使用障碍、精神分裂症及其他精神病性障碍、老年痴呆五大类。在五类主要精神障碍中，12 个月患病率最高的为焦虑障碍（4.98%），其余依次为心境障碍（4.04%）、酒精药物使用障碍（1.94%）、精神分裂症及其他精神病性障碍（0.61%）；65 岁老年痴呆终生患病率为 5.56%（表 2 - 8）。

表 2 - 8　精神障碍未加权和加权终生和 12 个月患病率

变量	终生患病率			12 个月患病率		
	例数	未加权/% (95% CI)	加权/% (95% CI)	例数	未加权/% (95% CI)	加权/% (95% CI)
心境障碍						
任一心境障碍	2 096	7.4 (7.1～7.8)	7.4 (6.3～8.4)	1 136	4.0 (3.8～4.3)	4.1 (3.4～4.7)
焦虑障碍						
任一焦虑障碍	1 675	6.1 (5.7～6.5)	7.6 (6.3～8.8)	1 164	4.1 (3.8～4.4)	5.0 (4.2～5.8)
酒精药物使用障碍						
任一酒精药物 使用障碍	1 104	3.9 (3.7～4.2)	4.7 (4.1～5.3)	387	1.4 (1.2～1.5)	1.9 (1.6～2.3)
冲动控制障碍						
任一冲动控制 障碍	391	1.4 (1.3～1.5)	1.5 (1.3～1.9)	290	1.0 (0.9～1.1)	1.2 (0.9～1.5)
饮食障碍						
任一饮食障碍	13	<0.1 (0.002～0.01)	0.1 (0.0～0.1)	5	<0.1 (0.002～0.03)	<0.1 (0.001～0.06)
精神分裂症及其他精神病性障碍						
精神分裂症及任 一精神病性障碍	40	0.9 (0.4～1.5)	0.7 (0.3～1.2)	27	0.7 (0.2～1.3)	0.6 (0.2～1.1)
老年痴呆						
老年痴呆	157	5.9 (4.4～7.3)	5.6 (3.5～7.6)	—	—	—

续表2-8

变量	终生患病率			12 个月患病率		
	例数	未加权/% (95% *CI*)	加权/% (95% *CI*)	例数	未加权/% (95% *CI*)	加权/% (95% *CI*)
任一精神障碍						
任一精神障碍 （排除痴呆）	4 047	15.7 (13.4～18.1)	16.6 (13.0～20.2)	2 401	9.7 (7.8～11.6)	9.3 (5.4～13.3)

结果显示，我国心境障碍、酒精药物使用障碍、冲动控制障碍在不同性别中的 12 个月加权患病率具有显著差异。其中，女性心境障碍的 12 个月加权患病率（4.6%）显著高于男性的（3.5%），而男性的酒精药物使用障碍（男性 3.6%，女性 0.3%，$P < 0.000\ 1$）和冲动控制障碍（男性 1.7%，女性 0.8%，$P < 0.000\ 1$）的 12 个月加权患病率则更高。（表 2-9）

表 2-9 按性别分类的精神障碍疾病 12 个月加权患病率

（$n = 32\ 552$）

变量	男性		女性		*P* 值 （男比女）
	例数	患病率/% (95% *CI*)	例数	患病率/% (95% *CI*)	
心境障碍					
任一心境障碍	403	3.5 (2.8～4.2)	733	4.6 (3.8～5.4)	0.007 1
焦虑障碍					
任一焦虑障碍	459	4.8 (3.7～5.8)	705	5.2 (4.1～6.2)	0.524
酒精药物使用障碍					
任一酒精药物使用 障碍	342	3.6 (2.9～4.2)	45	0.3 (0.1～0.4)	<0.000 1
冲动控制障碍					
任一冲动控制障碍	177	1.7 (1.2～2.1)	113	0.8 (0.5～1.0)	<0.000 1
饮食障碍					
任一饮食障碍	4	<0.1 (0.001～0.05)	1	<0.1 (0.001～0.05)	0.639
精神分裂症及其他精神病性障碍[①]					
任一精神病性障碍	13	0.7 (0.0～1.4)	14	0.5 (0.0～0.1)	0.656
老年痴呆[②]					
老年痴呆	63	5.8 (2.2～9.4)	94	5.3 (3.0～7.6)	0.811

续表 2-9

变量	男性		女性		P 值
	例数	患病率/% （95% *CI*）	例数	患病率/% （95% *CI*）	（男比女）
任一精神障碍					
任一精神障碍（排除痴呆）	1 102	9.7 (5.0～14.3)	1 299	9.0 (3.9～14.1)	0.823

①：由于 SCID 只能获得过去 30 天的诊断，因此使用 30 天患病率。

②：65 岁及以上人群痴呆率。

（四）讨论

研究结果说明，我国应重点关注的精神障碍包括心境障碍、焦虑障碍、酒精药物使用障碍、精神分裂症及其他精神病性障碍、老年痴呆等，其中焦虑障碍是我国最常见的精神障碍。结果显示，在过去的 30 年里，多数精神障碍在中国越来越普遍，这可能与本研究采用的筛查方法更敏感有关。另外，随着社会发展，病耻感所引起的隐瞒情况可能有所减少，同时，公众心理压力普遍增加，居民健康意识和就医意愿提高，专业人员识别能力提升，也可能使患病率增加。精神分裂症患病率与既往报道相比变化不大，符合其以遗传学病因为主的疾病规律。老年痴呆患病率与既往报道相比总体呈上升趋势，与我国人口老龄化有关。同时，研究显示，心境障碍在女性中更为普遍，酒精药物使用障碍和冲动控制障碍则在男性中更为普遍。通过 CMHS，我国有了最新的国家精神卫生的全国数据，项目组制定了《精神障碍社区调查指南及技术标准（2015 年版）》，研发的中国居民健康与疾病负担调查核查系统 V1.0 获得国家版权局计算机软件著作权登记证书，研究成果对于制定精神卫生政策具有重要的参考价值。

问题:

（1）该研究属于何种类型的流行病学研究？

（2）该研究的研究背景和研究目的分别是什么？

（3）该研究的抽样方法是什么？该抽样方法的优、缺点分别是什么？

（4）该研究采用的疾病频率测量指标是什么？采用了何种统计分析方法计算该指标？

（5）该研究的主要的偏倚有哪些？应如何改进？

（卢次勇　郭蓝）

实习三　队列研究

【目的】理解队列研究的基本原理及其与其他研究设计的区别和联系；掌握队列研究资料的基本分析方法；熟悉各类队列研究的设计。

一、队列研究中重要的名词术语及重要的知识点

（1）队列研究，包括前瞻性队列研究和历史性队列研究（又称"回顾性队列研究"）。

（2）暴露、暴露人群、对照人群。

（3）累积发病率和发病密度。

（4）效应估计指标：相对危险度（relative risk，RR）、归因危险度（attributable risk，AR）、归因危险度百分比（AR%）、人群归因危险度（population attributable risk，PAR）、人群归因危险度百分比。

（5）重要的知识点，包括队列研究的基本原理与核心特征、暴露人群和对照人群的选择、队列研究相对于其他研究设计（如现况研究、病例对照研究、实验流行病学研究）的优缺点。

二、课堂讨论题

【课题一】青石棉污染区恶性肿瘤 9 年历史性队列研究①

---

① 罗素琼，穆世惠，周亚康，等. 青石棉污染区恶性肿瘤 9 年历史性队列研究［J］. 中华劳动卫生职业病杂志，1997，15（5）：272 – 276.

为了检验非职业性环境接触青石棉与恶性肿瘤的关联，对青石棉污染区大姚县金碧镇和同省距离该县 200 多千米的无石棉污染的禄丰市金山镇两镇居民开展调查，收集两镇既往 9 年（1987 年 1 月至 1995 年 12 月）的死亡率并开展分析。两镇居民在民族构成、生活习惯、文化教育、地理气候及性别和年龄构成上均具有可比性。

研究对象的纳入条件为 1987 年 1 月 1 日前年满 30 岁、户口注册在该地区。调查追踪过程中人员只出不进。观察期间内死亡者按死亡时的年月准确计算人年数，调离后查访不到定义为失访。

以金碧镇和金山镇派出所原户口册为依据，对符合入组条件的居民，按单位、社区逐一进行登记、随访。对调离、退休人员，以走访原工作单位或询问其亲友、邻居的方式进行追踪。针对死亡人员，逐一收集"死因调查卡"，死因根据医院诊断、单位档案记录或医生回忆确定。肿瘤诊断必须具有县级及以上医院出具的诊断证明，全部肿瘤均为 Ⅰ、Ⅱ 级诊断。对一些无医院证明而死于家中但又无明显症状体征者，死因均归为"死因不明"。疾病按国际疾病分类（International Classification of Diseases，ICD）进行分类编码。统计结果见表 3-1。

表 3-1　接触青石棉与恶性肿瘤发病的关系

组别	应调查人数	失访人数	实际调查		死亡人数	
			人数	人年数	全肿瘤	肺癌
金碧镇	4 598	55	4 543	39 430	72	21
金山镇	5 641	15	5 626	48 236	60	12
合计	10 239	70	10 169	87 666	132	33

问题：

（1）该研究的假说、暴露因素及结局分别是什么？

（2）简述队列研究、历史性队列研究及前瞻性队列研究的基本概念与重要特征。

（3）该研究对既往 9 年的死亡率进行了调查，这种对既往进行的调查，与前瞻性调查相比，主要从哪（些）方面影响了证据的效度（效力）？

（4）该类研究与病例对照研究有何区别和联系？比较两种设计在选择偏倚、信息偏倚、混杂偏倚及是否符合因果推断准则上有何差异。

（5）该研究暴露人群的选取方法属于基于暴露状态选取研究人群还是直接纳入普通人群？基于暴露选取研究人群的队列研究，其暴露因素在人群中的暴露比例通常有何特点？

（6）该研究的对照属于内对照、外对照、多重对照还是普通人群对照？为什么选用这种对照？是否可以选择上述其他类别的对照？如果可以，上述对照各有何优缺点？

（7）如果想了解接触石棉的金碧镇居民肿瘤发生率是否高于其所属县或地区居民的肿瘤发生率，还可采用什么类型的对照？该类对照与外对照相比，哪种研究的效率和效度更高？为什么？

（8）是否适合采用普通人群研究该暴露因素与疾病的关联？为什么？

（9）该研究采取了哪些措施控制混杂因素？这些措施是否很好地控制了混杂偏倚？是否能从个人层面控制混杂因素？

（10）该研究是否有个体水平的暴露、结局及混杂因素的相关资料？该类型的研究与生态学研究相比有何差异？

思考题：

假定两镇人群暴露的性质和剂量维持稳定，职业接触信息清楚，当地的肿瘤诊断、治疗及登记资料完整，将研究设计由"调查既往 9 年"改为"每年调查 1 次，随访 9 年"，调查因素除暴露和肿瘤结局外，还包括常见的肿瘤危险因素。改变后的研究设计是否可以提高研究的效度？如果可以，可从哪些方面提高证据效力？改变研究设计后的基线调查，与常规现况研究有何异同？

【课题二】青石棉污染区恶性肿瘤9年历史性队列研究（资料分析部分）

请根据实习三课题一的资料，对暴露与全肿瘤及肺癌发病的联系进行全面分析，以全肿瘤为例，列出计算的详细步骤，并逐一解释各指标的含义（表3-2）。

表3-2 接触青石棉与恶性肿瘤发病结果分析归纳

组别	死亡率/10万人年		RR	95% CI	AR	AR%
	暴露组	对照组				
全肿瘤						
肺癌						

问题：

（1）以金山镇为参照，计算金碧镇青石棉暴露对全肿瘤和肺癌影响的 RR（95% CI）、AR 和 AR%。在全肿瘤和肺癌中，青石棉与哪种疾病的关联强度更大？对哪种疾病引起的绝对危害更大？在暴露组中，哪种疾病可归因于该暴露因素的比例更高？

（2）请用公式表达死亡率（P_1，P_0）、RR、AR 和 AR% 这些指标相互之间的关系。解释为何 RR 比 AR 更适合用于判断暴露与结局的关联强度。

（3）假定总人群中青石棉的暴露率为5%，请计算并解释 PAR 和 PAR%。PAR 与 AR、PAR% 和 AR% 有何区别？分别用在什么场景？

（4）请用公式简述 AR、人群暴露率与 PAR 三者之间的关系，理解 AR 与 PAR 的异同。

【课题三】 乙型和丙型肝炎病毒感染与肝癌[①]

1990—1992 年，Sun 等在我国台湾地区 7 个镇开展了一项基于 30～64 岁社区人群的癌症筛查。研究人员通过邮件邀请符合要求者参加该筛查计划，包括 47 079 名男性和 42 263 名女性，最终成功招募了 12 016 名男性和 11 917 名女性加入研究，参加率约为 25%。在基线调查时，抽血检测了乙型肝炎表面抗原（hepatitis B surface antigen，HBsAg）和丙型肝炎病毒抗体（hepatitis C virus antibody，抗 – HCV），并通过肝脏超声检查排除已患有肝癌的患者。研究对象随访至 2001 年 6 月，其间通过癌症和死亡登记系统获得研究对象患肝癌及其生存状态信息。按当地法规，在具备 50 张或以上床位的医院中，所有新发癌症病例必须上报病例信息及其个人资料至癌症登记系统。同时，当地的移民或死亡者亦有详细登记。随访期间共发现原发性肝细胞癌 112 例，并通过查看医院病历记录核实病例。在排除已知迁出台湾的 48 人后，表 3 – 3 显示其中男性研究对象的统计结果。

表 3 – 3 乙型肝炎病毒及丙型肝炎病毒感染与原发性肝细胞癌（男性）

组别	基线人数	人年数	病例数	组别	基线人数	人年数	病例数
HBsAg⁻	9 525	87 587	22	抗 – HCV⁻	11 345	104 038	92
HBsAg⁺	2 443	22 072	89	抗 – HCV⁺	553	4 996	16

问题：

（1）课题三属于何种类型的研究？与课题一相比，两者的相同点与区别是什么？各有何优缺点？

（2）与历史性队列研究相比，前瞻性队列研究可以从哪些方面提高研究的效度（可减少哪些偏倚或从哪些方面提高因果

[①] SUN C A, WU D M, LIN C C, et al. Incidence and cofactors of hepatitis C virus-related hepatocellular carcinoma: a prospective study of 12,008 men in Taiwan [J]. American journal of epidemiology, 2003, 157 (8): 674 – 682.

推断证据的力度)？假定该研究的开始时点为 2001 年 6 月，乙型肝炎病毒（hepatitis B virus，HBV）和丙型肝炎病毒（hepatitis C virus，HCV）相关检查结果为 1990—1992 年某次体检的检测结果，结果检测、认定及资料收集方法均不变，改变后的设计与原始研究相比，是否会影响研究效度？若会影响，是从哪个角度影响的？

（3）讨论并举例说明在何种条件下，历史性和前瞻性设计的研究效度是一致的。

（4）该研究中暴露人群的选取方法属于基于暴露状态选取研究人群还是直接纳入普通人群？该对照属于何种类型的对照？与课题一的暴露和对照人群选择方法相比，哪种设计暴露和对照组的可比性更好？在所研究的两项暴露因素（HBV 和 HCV）中，哪项更适合于这种人群的选取方式？为什么？

（5）该研究是否可以设立盲法？若可以，在哪些层面可以采用盲法？

（6）该研究中，如果在基线收集了其他潜在的肝癌危险因素，是否可以像分析 HBV 与肝癌的关联那样分析其他因素与肝癌的关联？请回答并解释其理由。

（7）有人建议在进行资料分析时，应排除基线检查后 1 年内发生的病例，你认为这样做是否有必要？其目的是什么？如果有人想分析戒烟对肝癌发生的影响，应该怎样做更合适？

【课题四】 心肌梗死患者早期炎性反应与远期发生心力衰竭及死亡的关系[①]

（一）研究背景

炎性反应是对组织损伤的保护性反应，在心肌梗死（myo-

---

① SULEIMAN M, KHATIB R, AGMON Y, et al. Early inflammation and risk of long-term development of heart failure and mortality in survivors of acute myocardial infarction predictive role of C-reactive protein ［J］. Journal of the American college of cardiology, 2006, 47 （5）: 962 - 8.

cardial infarction，MI）中起积极的作用，但过度反应也可导致组织损伤。因此，在 MI 患者中，炎性反应程度可能是远期心力衰竭甚至死亡的重要决定或预测因素。C 反应蛋白（C-reactive pro-tein，CRP）是机体低水平系统性炎性反应的标志物，心肌坏死引起的 CRP 水平升高可能会影响或可预测 MI 患者的远期预后。

（二）研究方法

研究对象为以色列瑞本医院重症监护病房收治的 MI 患者。MI 诊断根据欧洲相关标准确定。排除患有肿瘤、炎性疾病、手术、外伤或数月前发生过 MI 的患者，以及症状发作后超过 24 小时才入院的患者。于 MI 症状发作后的 12 ～ 24 小时内抽取静脉血检测血液 CRP 水平，按 CRP 水平分成四等分位组（人数相等的 4 组）。研究的主要结局包括总死亡及心力衰竭。心力衰竭的诊断通过医院病历记录及出院小结确定，死亡病例通过查阅死亡登记信息确认。在 2001 年 7 月至 2004 年 7 月，共招募 1 196 例急性 MI 患者，其中，1 044 例在住院时幸存下来并在状态稳定后出院。随访期间，最高及最低四分位组的初始人数、死亡人数及删失人数见表 3 - 4。

表 3 - 4　随访期间各时点的起始人数、死亡人数及删失人数

随访天数	CRP 最高（4/4）组				CRP 最低（1/4）组			
	初始人数	死亡人数	删失人数	随访人日数	初始人数	死亡人数	删失人数	随访人日数
0	261	0	0	0	261	0	0	0
200	261	35	5	48 200	261	5	9	50 800
400	221	11	46		247	3	36	
600	164	4	49		208	3	43	
800	111	5	43		162	1	40	
1 000	63	4	16		121	1	35	
1 200	43	2	41		85	1	84	
合计	261	61	200		261	14	247	

随访天数	CRP 最高（4/4）组				CRP 最低（1/4）组			
	初始人数	死亡人数	删失人数	随访人日数	初始人数	死亡人数	删失人数	随访人日数
发病密度/100 人日								
累积发病率/%								
RR								

问题：

（1）计算随访人日数、发病密度、累积发病率和两种发病率所得的 *RR* 并填入表 3 - 4。

（2）累积发病率和发病密度的含义有何不同？哪一指标反映了特定时间内人群发病的平均风险？

（3）累积发病率和发病密度，本研究计算哪个更合适？为什么？若 2 组在不同时间的删失率不同，对基于上述指标所得的 *RR* 各有何影响？

（4）该研究中，CRP 既可预测也可影响 MI 的远期预后，预测因素和影响因素有何差别？

（5）在预测因素和影响因素的效度研究中，哪种需要做因果推断，哪种不需要？为什么？在混杂因素的控制上，是否也存在不同？为什么？

（6）如果要更好地控制混杂，你觉得还需要调查和控制哪些方面的因素？

（7）预测指标和诊断指标有何差异？在确定适宜研究设计类型时有何不同？

（8）该研究中，为何要将 CRP 的检测采样时间限定在 MI 症状发作后的 12 ～ 24 小时内？

（9）在排除标准中，为何要排除患有肿瘤、炎性疾病、手术、外伤或数月前发生过 MI 的患者？

（10）该研究资料也经常按照图 3-1 所示进行分析，该分析方法叫什么？这种分析方法与计算 RR（95% CI）相比有何优缺点？

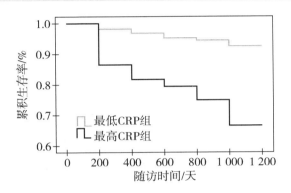

图 3-1　不同随访时间 MI 患者的累积生存率

【课题五】 美国弗雷明汉心脏研究（Framingham Heart Study，FHS）

研究目的：通过对较大样本人群进行长时间的随访观察，分析常见因素对心血管病（cardiovascular disease，CVD）发病及死亡的影响。

研究对象：1948—1949 年，在美国马萨诸塞州靠近波士顿的弗雷明汉镇的 2.8 万总人口中，随机抽取了 5 209 名 30～62 岁的居民；排除任何有心脏病症状、发生过心脏病或中风者及癌症患者。现场的选择考虑了人种和民族的代表性及研究资料收集的便利性等因素。

调查与随访 1948 年，对研究对象进行了详细的体格检查与生活方式问卷调查。然后，每 2 年进行 1 次随访调查，调查内容包括详细的病史、体格检查、问卷调查和实验室检查。收集的问卷信息包括体力活动、血压、膳食、体重、职业史、心理因素及个人习惯（如吸烟、饮酒、药物等）。收集空腹血液等生物样本。检查包括心电图，运动负荷试验，空腹血脂、血糖、脂蛋白、载脂蛋白及凝血检查。其他检查包括动脉粥样硬化检查、肺功能检查、颈动脉超声检查等。终点事件包括冠心病、脑卒中、高血压、心力衰竭、外周血管病和死亡。

问题：

（1）该研究属于什么类型的研究？暴露和结局分别是什么？

（2）在该研究中，如何设立暴露组和对照组？何时分组？暴露指标存在多次检测，是否需要考虑基线后期的暴露变化？如果需要，如何分组？若有多种分组方法，比较其优缺点。

（3）这种类型的研究，对其所研究的暴露因素在人群中的暴露比例有何要求？是否适合做特殊职业或卫生政策类的相关暴露因素研究？为什么？

（4）以血清胆固醇与冠心病的关联为例，说明是否可以确定因果关联。若可以，说明从哪些方面提供了因果关联的证据；若不可以，说明哪些方面阻碍了真实因果关联的判断。

（5）与实习三课题一相比，哪项研究的报告偏倚和观察者偏倚更大，为什么？

（6）该研究的每次调查或随访与传统的现况研究有何异同？

（7）该研究设计与现况研究有何异同？其最根本的差异是什么？在因果关联研究中，与现况研究相比，该设计可以在哪（些）方面提高因果关联的证据效力？与现况研究相比，哪种设计的选择偏倚（抽样、不应答、失访）、信息偏倚（回忆、报告、研究者、测量工具）和混杂偏倚更大？为什么？

（8）在该研究中是否需要使用盲法？若需要，如何使用盲法？若不需要，在哪些方面（或为何）不需要使用盲法？

（9）在该研究中，若分析患者既往及随访期间服用的某药物与冠心病发病的关系时，这种研究属于队列研究还是实验研究？其判断依据是什么？本研究与随机对照实验相比，影响研究证据效力最大的差异点在哪里？其是如何影响证据效力的？

（10）若检验基线饮酒与脑卒中的关系，是否适合采用巢式病例对照或病例队列设计？与原始队列研究相比，这类病例对照可从哪些方面影响研究的真实性？

（11）在该研究中，哪些类型因素的研究更适合采用巢式病例对照或病例队列设计？

【课题六】血清总胆固醇与心血管病的关系的前瞻性研究[①]

在我国 11 个省/区/市共 16 个协作单位的协作下建立研究队列。调查均在各年的 9～10 月份进行，基线调查方法、检查内容和随访心血管病事件诊断标准参照 WHO-MONICA 方案，并进行质控。去除基线调查时已发生心血管病的患者，参加分析的研究样本为 35～64 岁的男性 16 824 人、女性 14 904 人。研究者首先检测了基线血清总胆固醇（total cholesterol，TC），然后按 TC 水平高低分为 5 组，分别为 <4.16 mmol/L、4.16～5.19 mmol/L、5.20～6.23 mmol/L、6.24～7.27 mmol/L 和 ≥7.28 mmol/L。由各协作单位派专人对基线参与研究的对象开展每 1～2 年 1 次的随访，共随访 10 年。按 WHO-MONICA 方案心血管病事件的诊断标准对本年度发生的缺血性心血管病事件和死亡事件进行核实登记，统计结果见表 3-5。

---

① 刘静，赵冬，秦兰萍，等. 低密度脂蛋白胆固醇与心血管病发病关系的前瞻性研究 [J]. 中华心血管病杂志，2001（9）：52-56.

表 3-5　35～64 岁男性按血清 TC 水平分组的缺血性心血管病
10 年累积发病率

TC/ （mmol/L）	人数	人年数	发病例数	发病率	χ^2	RR	95% CI	AR	AR%
< 4.16	4 608	27 346	56	—		1.00	—	—	—
4.16～5.19	7 121	45 193	156	—		—	—	—	—
5.20～6.23	3 618	20 880	91	—		—	—	—	—
6.24～7.27	1 035	5 402	31	—		—	—	—	—
≥7.28	430	1 909	12	—		—	—	—	—
合计	16 812	100 730	346						

问题：

（1）在该研究中是否存在非暴露组？是否可以直接按定量资料进行分析？分组分析和按定量资料分析可分别解答什么问题？

（2）以 TC 最低浓度组为参照，计算最高浓度组对缺血性心血管病影响的 RR（95% CI）、AR 和 AR%，并解释其含义。

（3）计算 TC 浓度与心血管病发病风险之间的剂量－反应关系并进行趋势检验，说明该分析在判断因果关联上的作用。

三、队列研究文献评阅要点

本部分内容主要用于协助学生分析和评阅队列研究文献。下列问题均为队列研究的共性问题，不针对具体的研究问题或研究内容。在具体的文献分析中，还需要根据具体的研究内容进行分析。

（1）研究的基本特征：目标人群、暴露、结局及主要结果是什么？

（2）作者是否选择了合适的研究方法解答研究问题？在所处的环境或条件下，队列研究是不是一种适合用来解答研究问题的研究设计？该队列研究是否解答了提出的研究问题？

（3）研究问题是否明确？问题提出的理论依据是否充分？

（4）方法部分是否清楚说明研究设计的类型？所说明的类型与实际是否符合？如果使用前瞻性队列研究设计，是否说明确有必要采用前瞻性设计？

（5）研究对象的纳入和排除标准是否明确？是否适用于研究目的？

（6）研究队列的招募方法是否合适？（查找可能存在的选择性偏倚。）

A. 对研究对象的来源、抽样方法和/或招募方法是否做了清楚的说明？

B. 选择方法是否合适？研究对象能否代表定义的目标人群？

C. 研究队列与目标人群相比有何特殊性？

D. 暴露组和非暴露组的招募方法是否一致？2 组除暴露因素，其他特征是否具有可比性？

（7）随访：是否清楚地说明了随访方法、随访间隔与时间、随访内容及随访率等？随访时间是否足够产生效应？暴露组和对照组的随访方法与内容是否一致？是否在动态队列或高流失率队列研究中记录了观察人时？

（8）观察指标。

A. 是否清楚地定义了结局变量、暴露变量及重要混杂因素等相关变量？是否给出具体的诊断标准、分类标准及赋值方法？

B. 是否准确和精确地测量了结局变量、暴露变量及重要混杂变量？采用的是主观还是客观测量方法？测量工具是否进行校正？是否报告了测量的准确性和精确度？其是否符合要求？

C. 采取了哪些措施确保暴露组和对照组采用相同的方式进行结局变量和混杂变量的测量？是否在不知道暴露的状态下测量结局变量？

D. 采取了哪些措施控制信息偏倚？

（9）是否确定了重要的混杂因素变量？在设计及分析阶段

采取了哪些措施，控制了哪些混杂偏倚？

（10）是否详细描述了所用的统计方法，包括亚组分析与交互作用分析方法？是否说明校正了哪些混杂变量？所用的分析方法是否合理？是否说明在分析时如何处理失访、缺失值和极端值？

（11）是否报告了研究各阶段的人数（招募人数、合格数、完成观察或测量数、资料合格数、随访数）？是否报告了失访或退出的主要原因？是否比较了失访人群与随访人群的基线特征？

（12）主要研究结果是什么？是否报告了暴露组与非暴露组的人数及比例数？是否报告了效应关联强度及精确度（置信区间）？

（13）该结果是否可信？

A. 该结果是否存在重大偏倚？是否是偶然关联？

B. 是否符合因果推断准则（时间顺序、剂量－反应关系、一致性、生物学机制的合理性）？

（14）该研究结果能否应用到其他人群？

（15）是否讨论了研究的缺陷及其对结果真实性的影响？

（16）论证、推理是否符合逻辑？

（17）所得结论是否客观、中肯？

四、队列研究案例文献分析

【课题七】 中年肥胖与老年患痴呆风险的研究[1]

（一）研究背景

随着人口老龄化，预计在未来 20 年中，痴呆的发病率将增

---

① WHITMER R A, GUNDERSON E P, BARRETT-CONNOR E, et al. Obesity in middle age and future risk of dementia: a 27 year longitudinal population based study [J]. British medical journal (clinical research edition), 2005, 330 (7504): 1360.

加 4 倍。与此同时，世界范围内的肥胖人数也在大幅度增加，目前美国肥胖的流行趋势明显。与既往研究的结果不同，最近的一项前瞻性研究发现，老年妇女肥胖会增加痴呆的风险。

对老年期以前的肥胖开展评估可以更准确地反映个体的肥胖状态，因为肌肉与脂肪的比例会随着增龄而改变，从而导致 BMI 降低。痴呆的亚临床期和初始发作会影响食欲，可导致体重减轻，这使体重与痴呆之间的时间关联发生偏差。因此，有研究结果显示，老年痴呆患者的体重减轻是在痴呆发作之前发生的。在痴呆发作之前多年测量的体重及其他肥胖指标数据，可为研究肥胖与痴呆之间的因果关系提供更强有力的证据。目前尚未有研究报道皮褶厚度与痴呆之间的关系。本研究欲探讨中年肥胖指标的预测价值，包括 BMI 和肱三头肌及肩胛下肌的皮褶厚度，对大量多种族男性和女性队列中痴呆的风险进行了平均 27 年的预测。

（二）研究资料与方法

对 1964—1973 年自愿参加北加州医疗计划定期体检的 10 276 例成员的资料进行分析。在 23 290 例年龄为 40～45 岁的北加州医疗计划参与者中，排除 2 598 例在 1994 年之前死亡者、10 407 例中间退出北加州医疗计划者，以及 9 例缺少相关信息者之后，剩余 10 276 人纳入本次分析。

北加州医疗计划是一个非营利性的综合医疗保健提供系统，包括医院和门诊诊所，这些医院和门诊诊所专门与当地医师签约，向该系统内的所有成员提供所有医疗保健服务。该计划涵盖了服务区域人口的 1/4 以上，其成员代表了服务区域当地人口的社会人口统计学特征。

数据收集：在体检中，由医护人员对参与者进行问卷调查和临床检查。身高和体重根据标准化程序进行测量，并计算 BMI。按 BMI（单位：kg/m²）水平将研究对象分为肥胖（≥30 kg/m²）、超重（25.0～29.9 kg/m²）、正常（18.6～24.9 kg/m²）和低体重（≤18.5 kg/m²）4 组。肩胛下肌和肱三头肌的皮褶厚度是由受过训练的技术人员根据人体测量学委员会的标准，使用兰格皮褶卡尺进行测量的。研究者通过与当地住院和门诊病历数据库进行记录链接，获得从 1994 年 1 月至 2003 年 4 月包括痴呆和其他疾病的疾病诊断。痴呆的诊断包括痴呆、阿尔茨海默病和血管性痴呆等。此外，还通过与加州死亡登记系统进行数据链接获得参与者的死亡信息。

使用 Cox 比例风险回归模型分析肥胖与痴呆之间的关联。随访开始时间为 1994 年 1 月 1 日，随访直到出现痴呆发作、死亡或 2003 年 4 月研究结束。此外，由于皮褶厚度的测量值在不同性别间有显著差异（$P < 0.000\ 1$），因此使用五分位数法开展数据分析，对于 *BMI* 各组，选择 *BMI* 正常组为参照组，而对于皮褶厚度，则选用最低五分位数组为参照组。所有统计分析使用 SAS 8.0 版。

（三）研究结果

从 1994 年 1 月 1 日到 2003 年 4 月 3 日，有 713 名参与者被诊断患有痴呆。初次诊断时的平均年龄为 74.5 岁（范围为 66～82 岁）。从开始参与体检到患有痴呆的平均时间为 26.5 年。结果见表 3 - 6、表 3 - 7 和表 3 - 8。

表 3 - 6　痴呆患者在基线时的人口统计学特征

变量	无痴呆 （$N = 9\ 563$）	痴呆 （$N = 713$）	P 值
个体特征			
年龄/岁，平均数 ± 标准差	42.45 ± 1.71	42.89 ± 1.66	$< 0.000\ 1$
性别			
女性	5 168（54.0）	396（55.5）	0.89
男性	4 395（46.0）	317（44.5）	
教育水平			
小学（至 12 岁）	1 159（13.8）	129（19.5）	$< 0.000\ 1$
高中（至 18 岁）	2 895（34.4）	214（32.3）	
技术学校	595（7.1）	42（6.3）	
大专或大学	3 777（44.8）	278（41.9）	

变量	无痴呆 （N = 9 563）	痴呆 （N = 713）	P 值
吸烟			
是	5 002（58.6）	408（60.4）	0.06
否	3 539（41.4）	268（39.6）	
饮酒状态			
≤2 次/周	5 745（60.4）	406（57.1）	0.07
3～5 次/周	774（8.1）	55（7.7）	
≥6 次/周	204（2.1）	20（2.8）	
不清楚	681（7.2）	63（8.9）	
戒酒者	132（1.4）	6（0.8）	
从不饮酒者	1 977（20.8）	161（22.6）	
***BMI* 分组**①			
肥胖	942（9.9）	87（12.2）	0.01
超重	3 405（35.6）	267（37.5）	
正常体重	5 091（53.2）	348（48.8）	
低体重	125（1.3）	11（1.5）	

除非另有说明，否则以上数字均为 n（%）。已排除部分缺失数据。

①：肥胖（$\geq 30 \ \mathrm{kg/m^2}$），超重（$25.0 \sim 29.9 \ \mathrm{kg/m^2}$），正常（$18.5 \sim 24.9 \ \mathrm{kg/m^2}$），低体重（$\leq 18.5 \ \mathrm{kg/m^2}$）；正常体重组为参照组。

表 3 – 7　中年时 *BMI* 的 Cox 比例风险模型和患痴呆风险

	调整年龄和教育	调整合并症①
所有参与者		
肥胖	1.38（1.10～1.72）	1.74（1.34～2.26）
超重	1.16（1.01～1.34）	1.35（1.14～1.60）
低体重	1.41（0.82～2.39）	1.24（0.70～2.21）
女性		
肥胖	1.59（1.21～2.08）	2.07（1.49～2.89）
超重	1.34（1.09～1.63）	1.55（1.22～1.97）
低体重	1.63（0.93～2.84）	1.45（0.79～2.67）
男性		
肥胖	1.08（0.74～1.58）	1.30（0.84～1.87）
超重	1.01（0.82～1.25）	1.16（0.91～1.46）
低体重	0.55（0.07～3.92）	0.53（0.07～3.82）

结果表示为 *HR*（95% *CI*）。

①：中老年期合并症包括高血压、糖尿病、高胆固醇血症、脑卒中和缺血性心脏病。

队列研究

表 3-8　中年时不同部位皮褶厚度和患痴呆风险的 Cox 比例风险模型

变量	肩胛下肌		三头肌	
	调整年龄和教育	调整合并症[1]	调整年龄和教育	调整合并症[1]
所有参与者				
2nd	1.09 (0.80~1.31)	1.05 (0.82~1.34)	1.14 (0.88~1.46)	1.20 (0.84~1.54)
3rd	0.95 (0.73~1.23)	1.03 (0.79~1.34)	1.10 (0.85~1.42)	1.13 (0.87~1.46)
4th	1.17 (0.93~1.49)	1.25 (0.98~1.59)	1.31 (1.03~1.67)	1.42 (1.11~1.82)
5th	1.57 (1.25~1.97)	1.72 (1.36~2.18)	1.47 (1.15~1.87)	1.59 (1.24~2.04)
女性				
2nd	0.83 (0.60~1.16)	0.85 (0.61~1.18)	0.98 (0.70~1.37)	1.08 (0.77~1.51)
3rd	0.79 (0.56~1.11)	0.86 (0.61~1.22)	1.01 (0.72~1.41)	1.05 (0.75~1.47)
4th	1.04 (0.76~1.42)	1.09 (0.79~1.50)	1.13 (0.82~1.56)	1.26 (0.91~1.74)
5th	1.38 (1.02~1.86)	1.52 (1.11~2.08)	1.38 (1.01~1.89)	1.53 (1.10~2.12)
男性				
2nd	1.32 (0.90~1.92)	1.37 (0.94~2.02)	1.35 (0.92~1.96)	1.35 (0.93~1.98)
3rd	1.21 (0.81~1.80)	1.30 (0.87~1.95)	1.23 (0.82~1.83)	1.21 (0.80~1.82)
4th	1.36 (0.94~1.97)	1.48 (1.02~2.14)	1.56 (1.08~2.26)	1.63 (1.12~2.37)
5th	1.83 (1.29~2.61)	1.97 (1.36~2.85)	1.20 (1.06~2.26)	1.62 (1.11~2.38)

结果表示为 HR（$95\% CI$）。

[1]：中老年期合并症包括高血压、糖尿病、高胆固醇血症、脑卒中和缺血性心脏病。

（四）讨论

在调整了社会人口统计学特征和常见合并症后，中年肥胖仍然与老年痴呆的发病风险增加有关。本研究首次确定中年肥胖和皮褶厚度对痴呆风险的影响。

肥胖导致痴呆风险增加的一个可能原因是肥胖增加心血管疾病和糖尿病患病率，因为这两种疾病都会增加痴呆的风险。然而，在调整了糖尿病和心血管疾病等合并症后，肥胖和痴呆之间的关联强度没有减弱。此外，肥胖是代谢综合征（metabolic syndrome，MS）的一个组成部分，而 MS 也会引起认知能力下降，尤其在炎症水平较高的个体中。再者，肥胖可能对神经元退化也有直接影响。动物实验结果显示，遗传性肥胖的瘦素受体缺陷型啮齿动物在空间记忆任务中的表现受损，海马中神经元长期增强。近期也有研究显示，老年妇女肥胖与脑萎缩程度增加和白质过度紧张有关，提示对脂肪细胞产生的细胞因子和神经元功能的研究将有助于阐明肥胖对痴呆发生的影响。

问题：

（1）该研究属于何种类型的流行病学研究？

（2）该研究的研究背景和研究目的分别是什么？

（3）该研究采取何种纳入、排除准则？所采取的准则是否合理？

（4）该研究的主要指标（暴露、结局、混杂因素）分别是什么？这些指标的定义和分组是否明确？

（5）是否存在失访的情况？队列研究中如何减少失访偏倚？

（6）作者采用何种统计分析方法？试描述研究的结果（表3-6至表3-8）。

（7）该研究有哪些优点，存在哪些不足？

（8）该研究中，最突出的偏倚有哪些？应该如何改进？

队列研究

【课题八】 中年肥胖与老年患痴呆风险的研究[①]

（一）研究背景

中年期发生肥胖可能会增加老年患痴呆的风险，而老年肥胖可能会降低患痴呆的风险。鉴于全世界范围内受痴呆影响的人数预计将从2010年的3 000万增加到2050年的1.06亿，且肥胖症的患病率仍在全球范围内增加，研究 *BMI* 与痴呆将具有重大的公共卫生意义。在英国，肥胖症的患病率在1993年至2010年间几乎翻了一番。据2008年肥胖症负担估计，全球共有14.6亿超重（*BMI* ≥25 kg/m²）成年人和5.02亿肥胖（*BMI* ≥30 kg/m²）成年人。

但是，*BMI* 与患痴呆风险之间的关联尚不清楚。几项研究报告指出，中年超重（*BMI* ≥25 kg/m²）与以后生活中出现认知障碍和患痴呆的风险增加相关，而在晚年期出现的超重可能与患痴呆风险降低有关，这种情况为"肥胖悖论"的另一个例子。此外，在基于老年人的短期研究中，低 *BMI*（<20 kg/m²）与痴呆的风险增加有关，且体重减轻可能是在确诊痴呆之前发生的。这些结果的不一致可能是因为先前的研究规模较小和随访时间短。本研究报告了迄今为止规模最大的 *BMI* 与痴呆风险之间关联性研究的结果。

（二）研究资料与方法

使用来自临床实践研究数据链（clinical practice research datalink，CPRD）的英国常规初级保健数据进行这项研究。CPRD包含了常规初级保健中所记录的患者信息，如诊断信息、处方信

① QIZILBASH N, GREGSON J, JOHNSON M E, et al. *BMI* and risk of dementia in two million people over two decades：a retrospective cohort study [J]. Lancet diabetes endocrinol, 2015, 3（6）：431 – 6.

息、体格检查结果、诊断试验结果、生活方式信息及转诊信息等。CPRD 中的数据约覆盖英国总人口的 9%。数据收集始于 1987 年，本研究中使用了截至 2013 年 7 月的数据。并根据 1992 年至 2007 年间所登记居民的体重和身高 [体重（kg）÷身高的平方（m^2）] 计算 BMI（kg/m^2）。为了排除可能的记录错误，体重低于 20 kg 和身高不在 121 ~ 214 cm 范围内且 BMI 超出 15 ~ 50 kg/m^2 范围内的异常值在研究中已被删除。研究对象根据标准的 BMI 定义被划分为体重不足（< 20 kg/m^2）、健康体重（20.0 ~ 24.9 kg/m^2）、超重（25.0 ~ 29.9 kg/m^2）和肥胖（≥ 30 kg/m^2）4 组。

在 BMI 记录日期之前有痴呆记录的人被排除在外。此外，研究中还排除了在该 BMI 记录日期之前历史数据少于 12 个月的人。随访直到患者完成最终的 CPRD 数据记录。

针对 CPRD 的诊断，既往已针对包括痴呆在内的许多疾病开展了验证且结果显示准确度较高。如果在随访期间记录以下任何术语，则将这些患者归类为痴呆：痴呆、阿尔茨海默病、路易体病或皮克病。此外，死亡证明上记录的痴呆也用于对痴呆患者进行分类。

（三）统计分析

为了将 BMI 与痴呆风险相关联，我们使用了 Poisson 回归模型来获得发病率和相对危险度（RR）。先调整基线年龄和性别；再调整风险年龄（即出现痴呆时的年龄），因为风险年龄比 1992 年至 2007 年间首次记录 BMI 时的年龄更有意义；接着调整以下其他协变量：吸烟（从不吸烟、过去吸烟、现在吸烟、不清楚）、饮酒（从不饮酒、过去饮酒、现在饮酒、不清楚）、他汀类药物使用（是或否）、降压药使用（是或否）、糖尿病（是或否）和既往心肌梗死（是或否）。

研究人群的风险年龄和性别分布的发生率标准化如下：根据 Poisson 回归模型，对年龄、性别和 BMI 类别的每种组合进行计算。本研究还开展敏感性分析以探索如下假设：如果死者存活下来，其罹患痴呆的风险将增加 1 倍。将每个在随访期间死亡的人与一个随机选择的在随访期间未死亡的人进行了 1 : 1 匹配，选择的幸存者与死亡者具有相同的性别、基线年龄（按 5 年组进行匹配）及 *BMI* 组。对于每一个死亡者，将其记录替换为所匹配的幸存者的记录，并且当该名幸存者患上痴呆时，就将其视为两次事件。所有统计分析均使用 Stata 11.2 和 R 3.0.0。

（四）研究结果

在 1992 年至 2007 年间，CPRD 中年龄在 40 岁或以上的有 6 098 128 人，其中 2 944 587 人有 *BMI* 记录。排除在有 *BMI* 初始记录之前未保存有至少 12 个月历史数据的人、被判定为异常值的人及有痴呆病史的人，总共剩下 1 958 191 人（合计 18 786 640 人年）纳入分析。研究中 *BMI* 中位数为 26.4 kg/m²（IQR 23.5～30.0），基线年龄中位数为 55 岁（IQR 45～66），在 1 958 191 人中有 1 072 485 名（55%）参加者是女性。表 3－9 显示了按年龄和性别划分的 *BMI* 组别分布。肥胖者年龄较小，女性中体重不足的患病率高于男性，且随年龄的增长而增加。

表 3－9 按年龄和性别划分的 *BMI* 组别分布

变量	低体重 （<20 kg/m²）	健康体重 （20.0～24.9 kg/m²）	超重 （25.0～29.9 kg/m²）	肥胖 （≥30 kg/m²）
男性（*N*=885 706），*n*（%）				
40～49 岁 （*N*=315 037）	8 699 (2.8)	84 824 (26.9)	130 379 (41.4)	91 135 (28.9)
50～59 岁 （*N*=237 978）	6 129 (2.6)	61 994 (26.1)	105 806 (44.5)	64 049 (26.9)

变量	低体重 （＜20 kg/m²）	健康体重 （20.0～ 24.9 kg/m²）	超重 （25.0～ 29.9 kg/m²）	肥胖 （≥30 kg/m²）
60～69 岁	5 829	52 038	84 641	42 195
（N＝184 703）	（3.2）	（28.2）	（45.8）	（22.8）
70～79 岁	5 540	38 315	49 264	18 094
（N＝111 213）	（5.0）	（34.5）	（44.3）	（16.3）
≥80 岁	2 725	15 760	14 598	3 692
（N＝36 775）	（7.4）	（42.9）	（39.7）	（10.0）
女性（N＝1 072 485），n（%）				
40～49 岁	28 950	151 996	115 858	108 223
（N＝405 027）	（7.1）	（37.5）	（28.6）	（26.7）
50～59 岁	13 969	87 529	85 711	70 543
（N＝257 752）	（5.4）	（34.0）	（33.3）	（27.4）
60～69 岁	12 670	63 432	71 622	53 359
（N＝201 083）	（6.3）	（31.5）	（35.6）	（26.5）
70～79 岁	13 510	49 170	50 159	29 838
（N＝142 677）	（9.5）	（34.5）	（35.2）	（20.9）
≥80 岁	9 273	26 209	21 309	9 155
（N＝65 946）	（14.1）	（39.7）	（32.3）	（13.9）

表 3 – 10 显示了 BMI 类别与痴呆发病率的关系。

表 3 – 10 每 1 000 人年的痴呆发病率和相对危险度

（按 BMI 分类的健康体重）

变量	发病率（95% CI）	RR（95% CI）
调整年龄和性别		
低体重（＜20.0 kg/m²）	3.64（3.52～3.77）	1.34（1.29～1.38）
健康体重（20.0～24.9 kg/m²）	2.73（2.69～2.77）	1.00
超重（25.0～29.9 kg/m²）	2.24（2.21～2.28）	0.82（0.8～0.84）
肥胖 1 级（30.0～34.9 kg/m²）	2.08（2.03～2.13）	0.76（0.74～0.79）

队 列 研 究

续表 3 - 10

变量	发病率 （95% CI）	RR （95% CI）
肥胖 2 级 （35.0～39.9 kg/m²）	2.00 （1.92～2.08）	0.73 （0.69～0.78）
肥胖 3 级 （≥40.0 kg/m²）	1.93 （1.81～2.05）	0.71 （0.64～0.78）
调整其他因素[①]		
低体重 （＜20.0 kg/m²）	3.70 （3.23～4.17）	1.34 （1.30～1.39）
健康体重 （20.0～24.9 kg/m²）	2.77 （2.19～3.34）	1.00
超重 （25.0～29.9 kg/m²）	2.25 （1.98～2.51）	0.81 （0.79～0.83）
肥胖 1 级 （30.0～34.9 kg/m²）	2.05 （1.87～2.23）	0.74 （0.72～0.76）
肥胖 2 级 （35.0～39.9 kg/m²）	1.95 （1.81～2.08）	0.69 （0.66～0.74）
肥胖 3 级 （≥40.0 kg/m²）	1.84 （1.74～1.94）	0.67 （0.60～0.74）
调整竞争风险效应[②]		
低体重 （＜20.0 kg/m²）	4.57 （4.43～4.7）	1.39 （1.36～1.42）
健康体重 （20.0～24.9 kg/m²）	3.29 （3.24～3.33）	1.00
超重 （25.0～29.9 kg/m²）	2.70 （2.66～2.74）	0.82 （0.81～0.84）
肥胖 1 级 （30.0～34.9 kg/m²）	2.50 （2.44～2.55）	0.76 （0.74～0.78）
肥胖 2 级 （35.0～39.9 kg/m²）	2.49 （2.40～2.58）	0.76 （0.72～0.79）
肥胖 3 级 （≥40.0 kg/m²）	2.59 （2.45～2.73）	0.79 （0.73～0.86）

上述相对危险度的 P 值均＜0.001。

①：调整年龄、性别、吸烟状况、酒精状况、糖尿病、既往心肌梗死、他汀类药物和抗高血压药使用。

②：在调整上述混杂因素的基础上假设死亡者的痴呆发生率是存活者的 2 倍。

（五）讨论

这项研究纳入近 200 万人，持续了 20 年，结果显示 BMI 与痴呆的发病率呈单调负关联，且这种关联不因调整年龄、性别、随访时间或可用的基线协变量而改变。

该研究主要发现之一是体重过轻的人罹患痴呆的风险显著增加，这一发现与既往研究结论相悖。既往研究提出，中年期肥胖会增加患痴呆的风险。《柳叶刀神经病学》（The Lancet Neurology）上有评论明确指出："减少诸如中年期肥胖和缺乏身体活动等危险因素可能会大大降低痴呆的未来发病率。"同样，最近的一项评论提出：调查中年期 BMI 与痴呆风险之间关系的研究普遍表明，超重和肥胖的成年人患痴呆的风险增加。该评论作者还指出：老年期 BMI 增加者患痴呆风险较低。但是，所有这些发现都是基于样本量相当小的研究。总体而言，既往相关研究的证据并不一致：一些研究显示 BMI 和痴呆之间存在正相关，而另一些研究则显示它们之间没有相关性或显示中年期体重增加可降低患痴呆的风险。本研究比既往研究的规模更大，是首个关于中老年期 BMI 与之后痴呆发生风险之间呈负相关的研究。

目前，尚无关于为何中年期体重增加可预防老年痴呆的确切解释，其中一种推测为超重或肥胖者的饮食中各种维生素的摄入较为全面，在一定程度上可预防老年痴呆。总之，我们的研究显示，中年期和晚年期体重不足的人患痴呆的风险显著增加，这个发现与先前的研究结果——中年肥胖的人随后患痴呆的风险更高——相矛盾。肥胖与痴呆之间的因果关系需要进一步的研究确定。

问题：

（1）该研究属于何种类型的流行病学研究？如何判断？这一研究设计和实习三课题一的研究设计有何区别和联系？

（2）该研究的背景和目的分别是什么？

（3）研究人群的选择是否合理？

（4）研究采取何种纳入、排除准则？所采取准则是否合理？

（5）研究的主要指标（暴露、结局、混杂因素等）分别是什么？这些指标的定义和分组是否明确？

（6）是否采用了敏感性分析？若是，该敏感性分析是否合适？为什么？

（7）是否存在失访偏倚？

（8）研究者采用何种统计分析方法？试描述研究的结果（据表 3-9 和表 3-10）。

【课题九】 血小板计数与代谢综合征的关联研究

（一）研究背景

代谢综合征（MS）是一组多种危险因素集结的临床症候群，主要由肥胖、高血糖、血脂紊乱和高血压等组成。全球有 1/4 以上的成年人有 MS。研究表明，与无 MS 的人群相比，有 MS 的人其心血管病发病率增加 5 倍以上。血小板在机体的出血和凝血过程中起重要作用，其增多常见于各种急、慢性炎症，而 MS 也与机体的炎症状态有关。目前，国内外关于血小板计数与 MS 的研究大多是现况研究，两者间的因果时序尚不清楚。本研究基于大规模队列研究，可更全面地探讨血小板计数与 MS 之间的关联，为 MS 防治提供科学依据。

（二）研究资料与方法

1. 研究对象

所有数据均来自 2007—2015 年某医院体检的人群。在数据收集处理过程中，删除极端值，并依照以下入选条件筛选：①体检数据中与研究相关的指标无缺失；②基线未患有血液系统疾病、风湿性疾病和恶性肿瘤。

2. 指标测量

指标测量包括身高（cm）、体重（kg）、BMI（kg/m^2）、收缩压（mmHg）、舒张压（mmHg）等体格检查指标，以及总胆固醇（mg/dL）、高密度脂蛋白胆固醇（mg/dL）、低密度脂蛋白胆固醇（mg/dL）、甘油三酯（mg/dL）、空腹血糖（mmol/L）、血小板计数（×10^9/L）等实验室检查指标。通过问卷调查获得

流行病学实习教程

既往疾病史。身高和体重的测量要求体检者穿着轻质衣物并脱鞋测量。测量收缩压和舒张压时要求体检者休息至血压平稳，取坐姿测量右上臂血压值。所有实验室检查指标均要求体检者空腹12小时后测量。

3. MS

《糖尿病防治指南》将空腹血糖≥6.1 mmol/L定义为空腹血糖受损。根据《中国成人血脂异常防治指南》，具备以下4种情况之一定义为血脂异常：总胆固醇≥6.2 mg/dL，低密度脂蛋白胆固醇≥4.1 mg/dL，高密度脂蛋白胆固醇＜1.0 mg/dL；甘油三酯≥2.3 mg/dL。《高血压防治指南》将高血压定义为收缩压≥140 mmHg和/或舒张压≥90 mmHg，或既往有高血压病病史，或正在服用降压药物。根据中华医学会糖尿病学分会关于MS的诊断标准，具有以下4项组成成分中的3项或全部者诊断为MS：$BMI≥25.0$ kg/m^2，空腹血糖≥6.1 mmol/L和/或餐后2小时血糖≥7.8 mmol/L和/或已确诊患糖尿病并治疗者，收缩压/舒张压≥140/90 mmHg和/或已确认患高血压者，空腹血甘油三酯≥1.7 mmol/L和/或空腹血高密度脂蛋白胆固醇＜0.9 mmol/L（男）或＜1.0 mmol/L（女）者。对于随访期间MS发病者，发病时间定义为诊断出MS的时间。

4. 统计分析

按照基线血小板计数的四分位数将研究对象分为4组，由小到大依次为Q1（≤206 U/L）、Q2（＞206 U/L且≤241 U/L）、Q3（＞241 U/L且≤281 U/L）、Q4（＞281 U/L），比较各组的发病密度。使用Cox比例风险回归模型，逐渐调整年龄、性别、BMI、高血糖、高血压、血脂异常，分析血小板计数在调整混杂因素前后是否仍为MS的危险因素。再对血小板计数四分位数分组进行与上面相同的混杂因素模型调整，探索4组血小板计数对MS患病的危险比大小。本研究使用SAS 9.4软件，检验水准为双侧$\alpha = 0.05$。

（三）研究结果

血小板计数四分位数分组见表3-11。4组基线人数相近，随访中 MS 发病人数从 Q1 到 Q4 依次减少，在结合总随访人年数计算发病密度后，4组的发病密度由 Q1 到 Q4 逐渐增大（表3-12）。

表3-11　血小板计数四分位数分组及各组发病人数

分组	基线人数	发病人数	总随访人年数	发病密度/1 000 人年	累积发病率/%
Q1	2 000	244	7 039		
Q2	2 006	231	5 929		
Q3	2 004	219	5 325		
Q4	2 001	217	4 885		
合计	8 011	911	23 178		

表3-12　血小板计数与 MS 的比值比（RR）

分组	模型1 RR（95% CI）	模型2 RR（95% CI）	模型3 RR（95% CI）
Q1	1.00	1.00	1.00
Q2		1.24（1.08～1.42）	1.18（1.03～1.35）
Q3		1.38（1.20～1.59）	1.21（1.06～1.39）
Q4		1.64（1.43～1.89）	1.37（1.19～1.58）

模型1为血小板计数与 MS 风险的单因素 Cox 回归，模型2调整了年龄和性别，模型3调整了年龄、性别、BMI、高血糖、高血压和血脂异常。

（四）讨论

本研究基于体检数据，进行 Cox 回归分析并调整部分危险因素后，发现血小板计数是 MS 的独立危险因素。目前，关于血小板计数与 MS 发病机制的关联并无定论，且大多是围绕炎症反应和胰岛素抵抗进行解释，还有研究指出可能也与氧化应激有关。

具体的机制需要后续研究进一步阐明。

　　由于本研究的研究对象是城市体检人群，未收集个人药物使用信息，且人群无法提供药物使用情况的准确信息，故无法控制体检前特定药物对血小板计数的影响。建议后续研究应收集更完整的用药数据，以排除用药对结果的干扰。总之，本研究显示MS 的发病风险随着血小板计数的升高而增加，血小板计数升高是 MS 发生的独立危险因素。因此，血小板计数的监测对 MS 的预防策略有重要意义，对进一步预防心脑血管疾病的不良结局也有一定意义。

> **问题：**
>
> （1）该研究是何种类型的队列研究？
>
> （2）该研究的目的和研究假说分别是什么？
>
> （3）该研究的暴露、结局和混杂因素分别是什么？
>
> （4）暴露、结局和混杂因素指标的定义或诊断标准是否明确？测量方法是否标准化？
>
> （5）该研究对象的选择是否合理？随访时间和随访方法的说明是否清楚？
>
> （6）补充表 3 - 11 和表 3 - 12 中空白的部分并讨论暴露和结局的关联强度如何，以及是否存在剂量反应关系（注：不要求计算 95% CI）。
>
> （7）混杂因素的调整是否合理？
>
> （8）研究的缺点或局限性是否得到充分讨论或说明？你认为该研究还有什么其他的优点和不足？

（陈裕明　徐琳）

实习四 病例对照研究

【目的】通过分析实例，掌握病例对照研究的基本概念和特征，掌握病例对照研究设计中的基本原则、步骤及资料的分析方法，熟悉病例对照研究中常见的偏倚及其控制方法。

一、病例对照研究的重要知识点

（1）病例对照研究的定义、基本特征和用途。

（2）病例对照研究的主要类型及各类型的特征。

（3）匹配的目的、方法和原则。

（4）匹配过度产生的原因及避免方法。

（5）病例组和对照组选择的基本原则和注意事项。

（6）不同类型病例对照研究资料的整理与分析。

（7）*OR* 的含义与计算。

（8）病例对照研究中常见偏倚的概念、来源及控制。

（9）病例对照研究与现况研究、队列研究相比的优缺点。

二、课堂讨论题

【课题一】疫苗与不良反应的关系

2019 年，江苏省某地零星出现婴儿食欲不振、拉肚子等症状，部分家长投诉说这些症状是接种口服脊髓灰质炎疫苗所致的不良反应。请你设计一项流行病学研究来探讨这些症状是否由接种疫苗所致。

问题：

（1）可以采用哪类研究设计？暴露与结局分别是什么？

（2）如果采用病例对照研究，病例组和对照组的定义和来源分别是什么？纳入标准和排除标准分别有哪些？

（3）如果采用匹配设计，对照与病例的匹配有哪些方法？分别如何实施？各自的适用条件是什么？

（4）应该收集哪些资料？如何收集？

（5）什么是比值比？该如何计算和理解比值比？

（6）如果结果显示比值比大于1，是否一定意味着疫苗导致婴儿产生不良反应？还应考虑哪些因素？

（7）可能存在哪些偏倚？该如何控制这些偏倚？

【课题二】 社会经济因素与妊娠糖尿病风险的病例对照研究

（一）研究背景

妊娠糖尿病是女性妊娠期间常见的疾病，不仅会导致早产、流产、巨大儿等多种不良妊娠结局，还可能导致母亲和子代的远期不良结局。全世界1%～20%的孕妇受到妊娠糖尿病的影响，但目前其确切病因和发病机制尚不清楚。

（二）研究资料与方法

研究人员于2012年1月至2014年6月在北京市两家医院招募了1 684名处于孕早期的孕妇（孕7～12周），在孕24～28

周有 311 名孕妇经筛查后被诊断为妊娠糖尿病。排除资料不全的孕妇后将 276 名孕妇纳入了病例组。对照组为同时期未被诊断为妊娠糖尿病的孕妇，按照年龄和孕前 *BMI* 与病例组 1∶1 进行个体匹配。采用问卷法收集孕妇的社会经济因素（如教育程度、职业、家庭月收入、民族、婚姻状况及居住条件等）。

采用配对 *t* 检验比较组间的连续性变量，配对卡方检验比较组间的分类变量。采用多因素条件 Logistic 回归模型分析孕妇社会经济因素与妊娠糖尿病之间的关系。所有 *P* 值和 95% *CI* 均采用双侧检验计算。

（三）研究结果

病例组与对照组之间社会经济因素的分布情况及与妊娠糖尿病风险关系的多因素条件 Logistic 回归分析结果见表 4 - 1。

表 4 - 1　社会经济因素的分布情况及与妊娠糖尿病风险关系
的多因素条件 Logistic 回归分析

影响因素	病例组 （*N* = 276）	对照组 （*N* = 276）	*P* 值[①]	*OR* （95% *CI*）[②]
匹配因素				
年龄/岁	29.31 ± 4.30	29.32 ± 4.30	0.972	—
孕前 *BMI*/（kg/m²）	23.90 ± 3.37	23.92 ± 3.32	0.935	—
民族			0.554	
汉族	261（94.6）	264（95.7）		1.00
其他民族	15（5.4）	12（4.3）		1.27（0.58～2.80）
受教育程度			0.002	
低（9 年）	54（19.6）	81（29.3）		1.00
中（9～12 年）	95（34.5）	106（38.4）		1.35（0.86～2.12）
高（>12 年）	126（45.8）	89（32.2）		2.13（1.36～3.34）
职业			0.198	
家庭主妇	124（44.9）	143（51.8）		1.00
体力劳动者	53（19.2）	53（19.2）		1.18（0.74～1.88）
办公室人员	41（14.9）	40（14.5）		1.20（0.73～1.96）
其他	58（21.0）	40（14.5）		1.69（1.05～2.72）

影响因素	病例组 （N = 276）	对照组 （N = 276）	P 值[①]	OR （95% CI）[②]
家庭月收入（元/月）			0.013	
＜3 000	60 (21.7)	79 (28.6)		1.00
3 000～5 999	108 (39.1)	118 (42.8)		1.17 (0.75～1.81)
6 000～8 999	61 (22.1)	55 (19.9)		1.50 (0.90～2.53)
≥9 000 元/月	47 (17.0)	24 (8.7)		2.64 (1.43～4.86)
婚姻状况			0.055	
已婚	263 (95.3)	271 (98.2)		1.00
单身/离异/丧偶	13 (4.7)	5 (1.8)		2.60 (0.93～7.20)
在本地居住时间			0.023	
≤5 年	92 (33.3)	118 (42.8)		1.00
＞5 年	184 (66.7)	158 (57.2)		1.57 (1.08～2.27)
居住条件			0.069	
业主	63 (22.8)	46 (16.7)		1.00
租房/其他	213 (77.2)	230 (83.3)		0.67 (0.43～1.03)

年龄及孕前 BMI 以平均数 ± 标准差表示，其他分类变量以 n（%）表示。已排除部分缺失数据。

①：病例组和对照组组间差异比较。

②：调整民族、教育程度、职业、家庭月收入、婚姻状况、在当地居住时间及居住条件、吸烟和饮酒习惯、体育锻炼频率、睡眠时间、水果及饮料食用频率、怀孕次数及糖尿病家族史。

问题：

（1）该课题的研究问题是什么？有什么意义？

（2）该研究的研究设计是什么？判断依据是什么？

（3）研究对象的纳入准则是什么？该准则是否合理？

（4）该研究的匹配方法是什么？还可以使用什么匹配方法？

（5）研究者想同时匹配孕早期空腹血糖的浓度，你认为是否合适，为什么？

（6）什么是匹配过度？该如何避免匹配过度？

（7）如何解读表 4 – 1 中多因素条件 Logistic 回归分析的结果？

病例对照研究

【课题三】 夜间工作与乳腺癌关系的研究[①]

（一）研究背景

乳腺癌是女性最常见的一种癌症。在发达国家中，乳腺癌的年发病率约为 100 人/10 万。常见的乳腺癌危险因素包括生活习惯、环境和遗传等。有观点认为，夜间工作会引起昼夜节律的紊乱，从而导致乳腺癌的发生。但现有证据仍未得出确切的结论，因此，研究人员决定开展一项研究来探讨二者之间的关系。

（二）研究资料与方法

在 2005 年到 2007 年，研究人员在法国伊勒－维莱讷省和科尔多省两个地区的多间医院收集相关数据。病例组为相关医院所有的乳腺癌新发病例。在研究期间，研究人员共收集到 1 553 例符合标准的病例，其中 163 例拒绝参与研究，151 例无法取得联系，7 例在访问开始前死亡，最终纳入 1 232 例病例开展研究。对照组为在这两个地区居住的、未报告患有任何癌症的妇女，按照年龄和居住地区与病例组进行频率匹配（按年龄 10 年分层）。研究组共联系了 1 731 名符合要求的妇女，其中，1 317 名同意作为对照组参加研究。所有参与者的年龄、婚姻状况、教育背景、夜间工作状况等信息用问卷进行收集。

（三）研究结果

研究结果见表 4 - 2 和表 4 - 3。

---

① MENEGAUX F, TRUONG T, ANGER A, et al. Night work and breast cancer: apopulation-based case-control study in France (the CECILE study) [J]. International journal of cancer. 2013, 132: 924 - 931.

表 4 - 2 病例组与对照组基本信息比较

变量	病例组 (N = 1 232)	对照组 (N = 1 317)	P 值
年龄/岁			0.79
25～34	43 （3.5）	47 （3.6）	
35～44	182 （14.9）	185 （14.1）	
45～54	377 （30.5）	396 （30.0）	
55～64	360 （29.2）	373 （28.4）	
65～74	270 （21.9）	316 （23.9）	
居住地区			0.12
伊勒 - 维莱讷省	841 （68.3）	861 （65.4）	
科尔多省	391 （31.7）	456 （34.6）	
婚姻状况			0.03
已婚	908 （73.7）	1 009 （76.6）	
未婚	86 （7.0）	58 （4.4）	
离婚或分居	377 （30.5）	396 （30.0）	
丧偶	360 （29.2）	373 （28.4）	
教育背景			0.02
小学或未受过教育	275 （23.3）	300 （22.8）	
初中	438 （35.6）	515 （39.1）	
高中	168 （13.6）	196 （14.9）	
大学	351 （28.5）	305 （23.2）	

分类变量以 n （%） 表示。已排除部分缺失数据。

表 4 - 3 夜间工作与乳腺癌风险的多因素非条件 Logistic 回归分析

类别	病例组 (N = 1 232)	对照组 (N = 1 317)	OR （95% CI）[①]
是否在夜间工作过			
从未在夜间工作过	1 068 （86.7）	1 170 （88.8）	1.00
在夜间工作过[②]	164 （13.3）	147 （11.2）	1.27 （0.99～1.64）
夜间工作种类			
在深夜工作[③]	42 （3.4）	38 （2.9）	1.25 （0.79～1.98）
在清晨工作[④]	9 （0.7）	12 （0.9）	0.90 （0.36～2.21）
在整个夜间工作[⑤]	120 （9.7）	102 （7.7）	1.35 （1.01～1.80）

类别	病例组 （N = 1 232）	对照组 （N = 1 317）	OR（95% CI）[1]
夜间工作时间/年			
<4.5	66（5.4）	69（5.2）	1.12（0.78～1.60）
≥4.5	98（7.9）	78（5.9）	1.40（1.01～1.92）

分类变量以 n（%）表示。

①：调整年龄、研究地区、生产次数、第一次怀孕时的年龄、停经年龄、乳腺癌家族史、吸烟及饮酒习惯、是否使用激素替代疗法及 BMI。

②：以"从未在夜间工作过"为参照组。

③：夜间工作在 11：00 pm～3：00 am 结束。

④：夜间工作在 3：00 am～5：00 am 结束。

⑤：在 11：00 pm～5：00 am 至少连续工作 6 小时。

问题：

（1）该研究的研究问题是什么？有什么意义？

（2）该研究选用的病例为乳腺癌新发病例，是否可以收集乳腺癌现患病例？为什么？

（3）同实习四课题二相比，该研究的匹配方法有何不同？二者分别有何优缺点？

（4）如果从参与研究的医院中招募其他患者作为对照组，可能导致哪种偏倚？为什么？这种方法和本研究中所用的社区对照相比有什么优缺点？

（5）对照组自行报告是否患有癌症，这可能带来什么问题？

（6）根据表 4-2 内的信息，婚姻状况和教育背景可能为混杂因素，在研究进行前和分析研究时可分别如何进行控制？

（7）根据表 4-3 内的信息，我们可以得出什么结论？

【课题四】 血压和心肌梗死关系的研究

某医院研究人员为探讨血压和心肌梗死之间的关系，在 2010—2012 年进行了一项病例对照研究。该研究人员在医院电子系统里选取了研究期间所有新发心肌梗死病例共 200 例，并随机抽取了 600 例未患有心肌梗死的患者作为对照组。

统计结果后得知在 200 例心肌梗死患者中，有 120 例患有高血压，其中 60 例年龄小于 60 岁；有 80 例未患有高血压，其中 50 例年龄小于 60 岁。而 600 例对照患者中，有 250 例患有高血压，其中 60 例年龄小于 60 岁；有 350 例未患有高血压，其中 140 例年龄小于 60 岁。

问题：

（1）该研究对照组的确定是否使用了匹配？与实习四课题二和课题三相比有何不同？分别有何优缺点？

（2）对照组的选取可能导致哪种偏倚？

（3）请根据题目中的信息，在表 4-4 中列出相应数字，并分析血压与心肌梗死的关系（计算 χ^2、OR 及 95% CI）。

表 4-4　血压与心肌梗死结果统计

变量	病例组	对照组
患有高血压		
未患有高血压		

（4）在对照组人群中，分析血压与年龄的关系（计算 χ^2、OR 及 95% CI）（表 4-5）。

表 4-5　血压与心肌梗死在不同年龄组人群中的结果统计

变量	病例组	对照组
年龄 < 60 岁		
患有高血压		
未患有高血压		

变量	病例组	对照组
年龄 ≥ 60 岁		
患有高血压		
未患有高血压		

（5）按年龄分层，列出统计表格。分别计算不同年龄分层中血压与心肌梗死的关系（计算 χ^2、OR 及 95% CI）。

（6）按年龄分层后，判断两年龄层中血压与心肌梗死关系 OR 的同质性。如果不同质，可说明什么？

（7）按以下公式计算表 4 - 5 中的总比值比。

假设其中第 i 分层的数据如表 4 - 6 所示，则第 i 分层的比值比为：

$$OR_i = (a_i / b_i)/(c_i / d_i) = a_i d_i / b_i c_i$$

用 Mantel-Haenszel 提出的公式 $OR = \dfrac{\sum \dfrac{a_i d_i}{n_i}}{\sum \dfrac{b_i c_i}{n_i}}$ 可计算出总比值比。

表 4 - 6　分层分析时第 i 分层结果统计

组别	病例组	对照组	总数
暴露组	a_i	c_i	$a_i + c_i$
非暴露组	b_i	d_i	$b_i + d_i$
总数	$a_i + b_i$	$c_i + d_i$	n_i

三、病例对照研究文献评阅

通过阅读并评价医学文献来深入学习病例对照研究的设计、分析及报告撰写。请阅读指定的文献，并应用以下评价清单进行评价，并撰写一篇评论报告。

（一）研究的目的、假设和意义

（1）该研究的目的是什么？该研究是否有明确的研究假设？

（2）针对该研究问题，目前国内外的研究进展如何？有何研究空白？

（3）该研究属于哪种研究类型？

（4）该研究具有什么临床或公共卫生学意义？

（二）研究方法

（1）该研究病例组和对照组研究对象的纳入和排除标准分别是什么？研究对象是否具有代表性？

（2）对照组的选取是否合适？为什么？

（3）征集研究对象（病例组和对照组）的场所和时间范围如何？

（4）该研究的样本量是多少？是否有样本量估计方法？

（5）该研究采取了何种匹配方法，是否合适？病例组和对照组的比例是多少？

（6）该研究的结局及其诊断标准是什么？定义是否清晰？

（7）该研究的暴露及其定义是什么？定义是否清晰？

（8）该研究存在哪些潜在的混杂因素？如何测量和控制这些混杂因素？

（9）该研究还存在哪些潜在的偏倚？是如何控制这些潜在偏倚的？

（三）调查结果与分析

（1）请描述研究对象的特征（如社会人口学和临床特征等）。

（2）病例组和对照组的暴露比例与其他变量是否存在显著的差异？

（3）该研究采用了什么参数讨论暴露与结局之间的关系？是否合适？

（4）未校正和校正了混杂因素的关联强度估计值和精确度（如95%*CI*）分别是多少？请阐明其含义。

（5）该研究是否采用了亚组分析或敏感性分析？

（四）讨论与其他信息

（1）讨论部分的论点是否明确？论据是否充分？推论是否合理？

（2）该研究的优缺点分别是什么？你认为还有哪些潜在的缺点？

（3）该研究的结论是什么？其与研究结果是否匹配？

（4）该研究是否已通过伦理审批并获得研究对象的知情同意？

（5）该研究是否明确指出资助来源或资助者？

四、病例对照研究案例文献分析

【课题五】长途运输司机含咖啡因物质使用状况与车祸的研究[①]

（一）研究背景

对于长途运输司机而言，工作时间较长、工作内容单调、长期久坐、作息不规律（如需要在夜间工作）等因素易导致疲倦和警觉性下降，而良好的警觉性对于安全驾驶是十分重要的。因此，长途司机经常会采用多种方式来提高驾驶时的警觉性，包括使用含咖啡因的精神刺激类物质（如茶、咖啡、功能饮料和咖啡因含片等）。

[①] SHARWOOD L N, ELKINGTON J, MEULENERS L, et al. Use of caffeinated substances and risk of crashes in long distance drivers of commercial vehicles：case-control study ［J］. British medical journal. 2013，346：f1140.

咖啡因是一类在全球范围内广泛使用的精神刺激类物质，可以抑制磷酸二酯酶的活性，升高细胞内环磷酸腺苷的浓度，从而产生兴奋中枢的作用。然而，过量摄入咖啡因会影响睡眠时间和质量，降低休息效率，反而会影响工作状态，并可能增加意外事故及伤害的发生风险。大量研究表明，使用含咖啡因的物质可以提高工作人员在夜间工作时的警觉性和工作能力；但是否会增加工作时发生意外伤害的风险仍不明确。此外，其他精神刺激类物质（如尼古丁和安非他命等）的使用是否会增加此风险亦值得关注。因此，本研究针对长途运输司机这一特殊职业群体，探索和分析使用咖啡因及其他精神刺激类物质与车祸发生风险之间的关联。

（二）研究资料与方法

1. 研究人群

研究人员于 2008 年 12 月至 2011 年 5 月在澳大利亚新南威尔士州和西澳大利亚州 2 个州开展病例对照研究。研究对象为驾驶 12 吨以上商用汽车的长途运输司机（单次运输里程在 200 km 以上）。

其中，病例组为过去 1 年内在长途运输过程中发生过车祸的司机，不包括：①发生致死性事故（即有人员死亡）；②司机严重受伤（即失去意识或因事故住院 2 周以上）；③驾驶的车辆为客车或公交车。

对照组研究对象同样为长途运输司机，不包括：①在过去 12 个月内发生过有警方记录的车祸；②驾驶的车辆为客车或公交车。参考既往有关睡眠障碍、疲劳驾驶等因素和车祸的研究，进行样本量的计算，得到所需最小样本量为 517 名病例和 517 名对照。

本研究通过发送邀请信的方式招募病例组研究对象。研究人员定期（每周）到警方的数据库收集商用长途运输车辆车祸的相关资料，以匿名方式向过去 1 年内发生过车祸的司机发送邀请函，告知研究目的并承诺保密。对同意参与研究的司机，由经过训练的研究人员开展电话调查。研究期间共有 1 751 名司机发生车祸，其中 895 名满足病例组纳入标准，最终共 530 名司机同意参与研究并被纳入数据分析。

此外，在新南威尔士州和西澳大利亚州的 25 个卡车司机休息站开展对照组研究对象的招募工作。调查点的选择是基于工业和道路相关部门提供的卡车运输主要路径信息。在卡车司机停靠休息站进餐时，随机选择研究对象。共 891 名研究对象符合对照组纳入标准，其中 517 名完成面对面调查并被纳入数据分析。

2. 资料收集

由接受过训练的研究人员对所有研究对象开展时长约 40 分钟的调查，调查内容包括人口学特征、体格指标、疾病史和药物使用状况。研究人员还收集了健康相关行为的信息，包括：①使用含酒精饮料和用于提神的合法及非法物质的状况；②体力活动状况；③自报的睡眠时长、睡眠质量和睡眠不足状况，以及艾普沃斯嗜睡量表（测量嗜睡状况及睡眠呼吸暂停相关症状）。

研究对象首先回答过去 1 个月内是否使用过含咖啡因的精神刺激类物质以提高驾驶时的清醒度，包括茶、咖啡、咖啡因含片和功能饮料。如果研究对象回答有使用，则需要报告使用量和使用频率。研究人员对摄入的咖啡因含量进行估算：1 杯咖啡或 1 罐功能饮料约含 100 mg 咖啡因，1 杯茶或 1 罐含咖啡因的软饮料约含 50 mg 咖啡因，1 片咖啡因含片约含 100 mg 咖啡因。根据含咖啡因物质的使用量和使用频率，计算研究对象每天的咖啡因摄入量，并进一步将研究对象分为 3 个组：低水平组（每日摄入量低于 200 mg）、中水平组（每日摄入量为 200～400 mg）和高水平组（每日摄入量高于 400 mg）。此外，研究对象还需要报告是否使用过非法的精神刺激类物质，包括安非他明、可卡因和摇头丸等。

3. 统计分析

本研究使用非条件 Logistic 回归模型计算 OR 及 95% CI，以评价使用含咖啡因的刺激类物质或非法的刺激类物质与车祸之间的关联。模型对潜在混杂因素进行了调整，包括研究对象的年龄、每天平均睡眠时间、发生车祸或接受调查（对照组）前一周的驾驶距离、是否夜间驾驶、驾驶期间的休息次数、过去 5 年内的车祸史，以及研究地区（新南威尔士州或西澳大利亚州）。选择混杂因素的标准为在单因素分析中该因素与车祸有显著关联（$P <$ 0.10）。本研究还对年龄和其他因素之间的交互作用进行了检验。

（三）研究结果

1. 研究对象基本状况

研究共纳入 1 047 名研究对象，其中 1 039 名（99%）为男性。病例组比对照组略微年轻（平均年龄分别为 44.2 岁和 46.1 岁，组间比较 $P = 0.004$）。2 组研究对象在基本特征和含咖啡因类物质使用状况上的详细比较如表 4−7 所示。对照组肥胖的比例高于病例组。对照组司机的平均驾龄高于病例组，过去 5 年内发生过车祸的比例也较低。2 组在睡眠时间和饮酒习惯上存在显著差异，而在体力活动方面没有显著差异。

根据研究人员计算的咖啡因摄入水平，对照组使用含咖啡因物质的比例高于病例组（比例分别为 48.6% 和 21.9%），尤其是"高水平"的使用比例（比例分别为 37.1% 和 13.2%）。对照组报告使用非法的精神刺激类物质的比例同样高于病例组（比例分别为 3.9% 和 1.9%）。

表 4−7　研究对象基本特征

变量	病例组 （$N = 530$）	对照组 （$N = 517$）
个体特征		
年龄/岁，平均数 ± 标准差	44.2 ± 10.8	46.1 ± 9.9
体重指数 $BMI/$（kg/m²），平均数 ± 标准差	29.7 ± 5.4	30.8 ± 5.0
超重，n（%）[①]	203（38.3）	188（36.4）
肥胖，n（%）[②]	234（44.2）	261（50.5）
每日睡眠时间/h，平均数 ± 标准差	7.22 ± 1.3	6.76 ± 1.4

变量	病例组 ($N = 530$)	对照组 ($N = 517$)
规律饮酒，n（%）	357（67.3）	408（78.9）
每次饮酒量（标准杯）/杯，平均数（标准差）	5.7（4.3）	6.5（6.0）
规律运动，n（%）	221（41.7）	230（44.5）
每周运动天数，平均数 ± 标准差	3.4 ± 1.8	3.3 ± 2.1
过去 5 年车祸史，n（%）	119（22.5）	75（14.7）
上一周驾驶里程/km，平均数 ± 标准差	3178 ± 1585	4384 ± 1701
含咖啡因的精神刺激类物质使用状况，n（%）		
否	368（69.4）	227（43.9）
是	162（30.6）	290（56.1）
咖啡因摄入水平，n（%）[3]		
不使用	414（78.1）	266（51.4）
低水平	26（4.9）	29（5.6）
中水平	20（3.8）	30（5.8）
高水平	70（13.2）	192（37.1）
功能饮料使用状况，n（%）		
不使用	452（85.2）	407（78.7）
低水平	16（3.0）	16（3.1）
中水平	17（3.2）	15（2.9）
高水平	34（6.4）	71（13.7）
非法精神刺激类物质使用状况，n（%）[4]		
否	520（98.1）	497（96.1）
是	10（1.9）	20（3.9）

①：$25 \ kg/m^2 \leqslant BMI < 30 \ kg/m^2$。

②：$BMI \geqslant 30 \ kg/m^2$。

③：茶、咖啡、咖啡因含片和含咖啡因软饮料中咖啡因含量。

④：包括安非他明、可卡因和摇头丸。

2. 使用含咖啡因物质和车祸的关联分析

表 4 – 8 展示了使用含咖啡因的精神刺激类物质和车祸之间的关联。和不使用含咖啡因的精神刺激类物质的司机相比，使用该类物质的司机发生车祸的可能性显著降低。未观测到使用非法精神刺激类物质和车祸风险之间存在显著关联。此外，研究观测到过去 5 年内发生过车祸的司机再次发生车祸的风险显著升高。

表 4 - 8 长途司机使用含咖啡因的精神刺激类物质与车祸的关联分析

分组变量	病例组 (N = 530)	对照组 (N = 517)	调整后 OR 值 (95% CI)[①]
含咖啡因的精神刺激类物质使用状况，n(%)			
否[②]	368 (69.4)	227 (43.9)	1.00
是	162 (30.6)	290 (56.1)	0.37 (0.27~0.50)
非法精神刺激类物质使用状况，n(%)[③]			
否[②]	520 (98.1)	497 (96.1)	1.00
是	10 (1.9)	20 (3.9)	0.68 (0.27~1.67)
既往车祸史，n(%)			
否[②]	311 (77.5)	442 (85.3)	1.00
是	119 (22.5)	75 (14.7)	1.81 (1.26~2.62)

①：调整了研究对象的年龄、每天平均睡眠时间、发生车祸或接受调查（对照组）前一周的驾驶距离、是否夜间驾驶、驾驶期间的休息次数、过去 5 年内的车祸史及研究地区（新南威尔士州或西澳大利亚州）。

②：参照组。

③：包括安非他明、可卡因和摇头丸。

（四）讨论

本研究以长途运输司机为研究对象开展大样本病例对照研究，并发现使用含咖啡因的精神刺激类物质能显著降低车祸发生的风险。研究对象报告使用非法的刺激性物质的比例较低，且其使用与车祸风险之间无显著关联。这些发现提示：针对长途运输司机，合法地使用含咖啡因的精神刺激类物质可以被用作减缓疲劳、降低车祸风险的有效策略之一。

既往多项研究报道过使用含咖啡因的精神刺激类物质和能量饮料能够提高司机驾驶时的警觉性，和本研究的结果在一定程度上是一致的。需要注意的是，既往研究通常只将单一类别的含咖啡因物质和安慰剂进行比较，在研究结局方面也仅测量研究对象的警觉性，未评估后续的影响。本研究则对多种含咖啡因的物质进行了测量，并直接评价了其对车祸风险的影响。因此，本研究的发现更符合现实生活的状况，具有良好的实际意义。

本研究中长途司机报告的非法精神刺激类物质使用率要低于既往研究。可能的原因是：新南威尔士州和西澳大利亚州分别在2008年和2007年开始实行路边药物检测制度，因此司机中非法物质的使用率较低。此外，尽管本研究事先提供了保密承诺，司机可能会因为自我保护而不报告非法类物质的使用。

本研究在含咖啡因物质摄入量的测量上具有一定的局限性。首先，研究对象仅报告了使用量和使用频率，而没有报告使用的时间点；其次，调查过程中针对的是用于提升驾驶时警觉性这一目的而使用含咖啡因的精神刺激类物质，研究对象仍有可能因为其他原因而使用此类物质；最后，本研究使用了开放式的问题来收集研究对象使用含咖啡因物质的量和频率，而没有提供具体的填写指导以提高答案的规范性。此外，由于本研究中的暴露水平（含咖啡因的精神刺激类物质的使用状况）是研究对象自报的，因此测量偏倚难以避免。然而，对含咖啡因物质摄入量的计算是基于这种摄入是一种长期习惯的假设，研究想要评估的也是这种习惯性行为所产生的影响。此外，自报法也是绝大多数既往研究所采用的方法，且有研究表明自我报告的咖啡因摄入量和客观测量的摄入量具有良好的一致性。

问题：

（1）该研究是哪种研究设计？

（2）该研究的研究问题是什么？针对该研究问题，目前的研究进展如何？有何研究空白？

（3）该研究的研究假设是什么？

（4）你认为该研究具有什么临床或公共卫生学意义？

（5）该研究病例组和对照组的研究对象是如何选取的？是否具有代表性？纳入和排除标准分别是什么？

（6）你认为本研究中对照组的选取是否合适？为什么？如果不合适，可以如何改进？

（7）病例组和对照组招募的场所是否一致？你认为这样设置是否合理？如果不合理，可以如何改进？

（8）该研究是否有样本量估算过程？该估算方法是否合理？

（9）如果有匹配，你认为该匹配因素的选取是否合适？是否还应该考虑其他因素的匹配？

（10）该研究的结局是什么？是否定义清晰？

（11）该研究是如何测量和控制混杂因素的？你认为这些方法能否有效地控制混杂因素？还有什么方法可以控制混杂因素？

（12）根据表 4－8 的信息，该研究采用什么参数评估暴露与结局之间的关联强度？选取该参数是否合适？该参数的精确度（如 95% CI）分别是多少？请阐明其含义。

（郭雅伟　张子龙）

实习五　实验流行病学

【目的】通过分析实例，掌握实验流行病学的基本概念、研究设计的基本原则和步骤、各种设计的特点和用途；掌握随机化分组、盲法、分组隐匿和意向治疗（intention-to-treat，ITT）分析的目的和意义；熟悉实验流行病学研究中可能出现的偏倚及对结果的影响。

一、实验流行病学研究的重要知识点

（1）实验流行病学研究的基本特征（前瞻性、干预、随机分组）。

（2）实验流行病学研究的主要类型及各类型的特征。

（3）选择研究对象的基本原则及设立对照的意义。

（4）随机分组的目的和意义。

（5）各种随机分组方法的特点和应用，以及各自的优缺点。

（6）盲法的目的、种类及其与分组隐匿的区别。

（7）ITT 分析的原理和目的及意向 ITT 分析、遵循研究方案（per-protocol，PP）分析、接受干预措施（as-treated，AT）分析 3 种分析方法的优缺点对比。

（8）实验流行病学研究相对于观察性研究的优缺点。

二、课堂讨论题

【课题一】电子烟与尼古丁替代疗法的戒烟效果比较

（一）研究背景

既往研究提出，吸烟者从吸烟改为吸电子烟可降低健康风险，但人群对电子烟使用的风险和益处尚不明确，其中一个重要的问题是与使用尼古丁替代疗法相比，使用电子烟是否可促进成功戒烟。一项综述显示，使用含尼古丁的电子烟比不含尼古丁的电子烟更能促进有效戒烟，而另一项研究比较了含低剂量尼古丁的电子烟与尼古丁贴片的戒烟疗效，结果显示二者效果相似。因此，相对于传统的尼古丁替代疗法，使用电子烟治疗是否可提高戒烟率尚不清楚，因此有必要开展实验进行评估。结果将为有意向戒烟的吸烟者提供科学的信息，提高人群戒烟率。

（二）研究资料与方法

这项研究于 2015 年 5 月至 2018 年 2 月在英国 3 个健康服务站点进行。研究对象通过广告和社交媒体招募。邀请不处于妊娠期或哺乳期，没有强烈倾向使用或不使用尼古丁替代品或电子烟，且目前没有在使用这 2 种产品中的任何 1 种的成年吸烟者参加实验。该实验中所收集的数据仅用于科研，数据分析人员对研究对象的分组情况不知情。

研究人员对自愿参加的吸烟者进行筛选，确定符合条件的研究对象并在纳入的研究对象签署知情同意书后正式开始研究。研究对象开始戒烟日期设定为确定加入实验后的下一周，并在开始戒烟的第 1 天进行随机化分组以减少差异性退出（differential dropout）的风险。研究采用分层随机化和区组随机化方法进行，研究对象按 1∶1 的比例分组，根据健康服务站点分层并设定区组大小为 20，使用 Stata 软件中的随机数生成器生成随机化序列，按随机化序列进行分组。

随机化分组后立即开始进行干预，同时所有研究对象都可获得各服务站点提供的戒烟服务支持，包括每周与当地临床医生进行面对面会谈和在戒烟后第 4 周进行呼气末一氧化碳浓度检测。

研究过程中研究人员每周定期对研究对象进行随访，询问干预产品的使用情况和戒烟情况，在第 52 周时报告戒烟或减少吸烟的情况，至少 50% 的研究对象被邀请回来检测呼气末一氧化碳浓度以验证戒烟情况。所有完成第 52 周随访的研究对象均可获得 20 英镑的奖励。

1. 干预内容及方案

（1）尼古丁替代组：尼古丁替代产品可选择的范围包括贴剂、口香糖、锭剂、鼻喷雾剂、吸入器、口腔喷雾剂、含片等。研究对象可自行选择，但临床医生鼓励使用贴剂和速效口服产品的组合。实验中研究对象可免费获得 3 个月使用量的尼古丁产品（成本约为 120 英镑）。

（2）电子烟组：使用一种尼古丁浓度为 18 mg/mL 的电子烟产品。分配到该组的研究对象可免费获得同一公司生产的同一型号电子烟器具，包括雾化器和适配器等，以及 1 瓶 30 mL 的电子烟液，电子烟液使用完后可由研究对象自行购买补充。研究对象在戒烟开始后至少 4 周内不得使用其他戒烟辅助治疗，以避免实验组之间的沾染。

2. 观察指标

实验过程中由研究人员记录下列数据：吸烟状况、呼气末一氧化碳水平（基线，第 4 周和第 52 周时）、干预产品的使用情况、戒断症状的评估（第 1 周至第 6 周）、不良反应（恶心、睡眠障碍、喉咙或口腔刺激）和呼吸系统症状（呼吸短促、喘息、咳嗽和咳痰）。主要研究结局是 1 年持续戒烟情况，定义为设定戒烟日期后 2 周内吸烟量不超过 5 支，并且 1 年内随访时的呼气末一氧化碳水平低于 8 ppm。次要研究结局包括第 26 周至第 52 周持续戒烟率、超过所设定戒烟日期后第 4 周戒烟率、超过所设定戒烟日期后第 26 周戒烟率。

3. 统计分析

样本量估算结果显示，如果 1 年戒烟率在电子烟组中为 23.8%，而在尼古丁替代剂组中为 14.0%（$RR = 1.7$），则 886 名受试者的样本将为该实验提供 95% 的统计学检验效能（双侧 α 水平为 0.05）。假设各组的戒烟率分别为 17.0% 和 10.0%，按照上述同一 α 水平，则 886 名受试者的样本可提供 85% 的检验效能。研究采用广义线性模型估计电子烟疗法相对尼古丁替代疗法的效果，并调整潜在混杂因素，此外还开展敏感性分析，包括排除了使用其他戒烟产品至少连续 5 天或未完成 52 周随访的研究对象。

（三）研究结果

研究结果见图 5 - 1、表 5 - 1 和表 5 - 2。

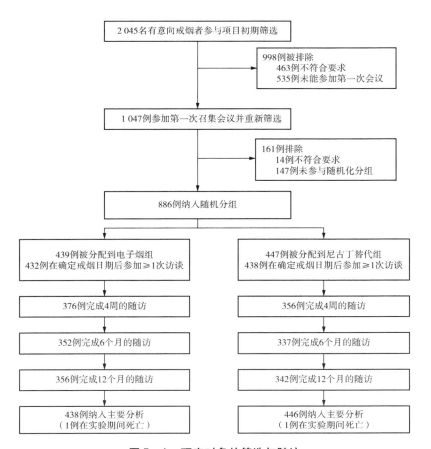

图 5 - 1　研究对象的筛选与随访

表5-1　基线信息情况

变量	电子烟组 (N=438)	尼古丁替代剂组 (N=446)
年龄/岁，中位数（四分位间距）	41 (33~53)	41 (33~51)
女性，n（%）	211 (48.2)	213 (47.8)
在职，n（%）	299 (68.3)	316 (70.9)
享受免费医疗，n（%）	181 (41.3)	179 (40.1)
每日吸烟支数，中位数（四分位间距）	15 (10~20)	15 (10~20)
呼气末一氧化碳水平/ppm，中位数（四分位间距）	20 (13~27)	21 (13~28)
Fagerström尼古丁依赖评分，平均数±标准差	4.5±2.5	4.6±2.4
既往尼古丁替代剂使用史，n（%）	328 (74.9)	334 (74.9)
既往电子烟使用史，n（%）	186 (42.5)	181 (40.6)

表5-2　不同时间点的戒烟率

结局	电子烟组 (N=438)	尼古丁替代剂组 (N=446)	主要分析 RR (95% CI)	敏感性分析 RR (95% CI)
主要研究结局，n（%）				
52周戒烟率	79 (18.0)	44 (9.9)	1.83 (1.30~2.58)[①]	1.75 (1.24~2.46)[①]
次要研究结局，n（%）				
第26周至第52周戒烟率	93 (21.2)	53 (11.9)	1.79 (1.32~2.44)[②]	1.82 (1.34~2.47)[②]
超过所设定戒烟日期后第4周戒烟率	192 (43.8)	134 (30.0)	1.45 (1.22~1.74)[③]	1.43 (1.20~1.71)[③]
超过所设定戒烟日期后第26周戒烟率	155 (35.4)	112 (25.1)	1.40 (1.14~1.72)[④]	1.36 (1.15~1.67)[④]

①：调整实验中心、婚姻状况、开始吸烟年龄及Fagerström尼古丁依赖评分分数。

②：调整实验中心、年龄、开始吸烟年龄及Fagerström尼古丁依赖评分分数。

③：调整实验中心、教育、开始吸烟年龄、伴侣吸烟状态及Fagerström尼古丁依赖评分分数。

④：调整实验中心、性别、年龄、伴侣吸烟状态。

问题：

（1）该研究的研究问题是什么，有什么意义？

（2）该研究的具体研究设计是什么？判断依据是什么？

（3）该研究的研究对象是什么，应具备哪些基本特征？

（4）该研究样本量估计方法是否合适？实验研究的样本量估算与病例对照研究和队列研究相比有何差异？

（5）该研究中各组采用的干预手段分别是什么？与经典的药物干预实验在规定剂量、频率、给药途径等方面有何不同？这种干预施加方式是否会影响两组的效果比较？

（6）该研究使用的区组随机化和分层随机化有何区别？该研究中是否有必要结合使用分层随机化？针对该研究，区组最小可为多少？区组对分组隐匿有什么影响？

（7）该研究是否使用了盲法？不使用盲法对结果有无影响？你认为可在哪些环节实施盲法？

（8）失访是前瞻性研究中常见的问题，它对研究结果有何影响？请从普遍的影响及对该特定研究的影响2种情况进行讨论。

（9）该研究中2组失访率是否均衡？该研究中研究人员如何降低研究对象的失访率？还能采取什么其他方法降低失访率？

（10）该研究的主要结果是什么？请根据所提供的表格描述研究结果。

（11）该研究可能有哪些偏倚？这些偏倚如何影响结果？

（12）上述研究报告还有哪些重要信息没有提供？请列举。

（13）如何进一步改进该研究设计？可从如何提高依从性、随机法的执行、如何减少失访率、是否有更优的数据分析方法等方面展开讨论。

（14）相比队列研究，在获得2种戒烟方法效果对比的真实性方面，本研究有哪些优缺点？

【课题二】 印度纯化伤寒 Vi 多糖疫苗的流行病学实验研究

（一）研究背景

伤寒是一种由伤寒沙门菌引起的可危及生命的传染病，可通过受到污染的食物或水传播。据世界卫生组织（WHO）估计，每年有 1 100 万至 2 000 万人感染伤寒，有 12.8 万至 16.1 万人因感染该病死亡，且大部分集中在发展中国家。注射用伤寒 Vi 多糖疫苗为新一代的抗伤寒疫苗，已获得许可供 2 岁或以上的人使用，且价格较低。尽管 WHO 提倡在伤寒高发地区接种伤寒 Vi 多糖疫苗，但其在发展中国家的接种率仍然很低，主要是由于对其可行性、有效性及是否可引起群体免疫等问题不清楚。因此，研究人员在印度加尔各答开展了一项大规模的研究。

（二）研究资料与方法

研究在印度东部加尔各答的 80 个区开展，这 80 个区的常住居民共约 60 000 名，居民流动性小。研究人员在接种疫苗之前开展人口普查，调查该区域内所有家庭和人员的社会经济状况、水源和卫生状况。

根据病床数（<1 000 vs. ≥1 000）、18 岁或以下的居民人数（<200 vs. ≥200）和 18 岁以上的居民人数（<500 vs. ≥500），对所纳入的 80 个区进行分层，共分 8 层。在每层内将各区按区号从小到大编码，由研究人员以随机数字表上对应数字的奇偶性将 80 个区随机分配到 2 个不同的疫苗组。接受伤寒 Vi 多糖疫苗（Vi 疫苗组）的各区平均人口数（均值 ± 标准差）为（777 ± 136）人，接受灭活甲肝病毒疫苗（甲肝疫苗组）的各区平均人口数为（792 ± 142）人。

在 2004 年 11—12 月开展研究，进行疫苗注射和基线数据收集，随访至 2006 年 12 月。所有 80 个区的居民若符合年龄在 2 岁或以上、不处于怀孕或哺乳期、无发热或其他感染性疾病、无重大精神或神经疾病等条件，则可纳入研究，进行疫苗接种。所有受试者或其监护人均签署书面知情同意书。研究期间各组仅接种所分配的疫苗，在实验结束后，向符合条件的居民免费接种另一种疫苗。

1. 干预内容及方案

Vi 疫苗组接种的伤寒 Vi 多糖疫苗每剂含有 Vi 多糖 25 μg；对照组接种的灭活甲肝病毒疫苗分 2 种剂型，包括适用于 2～18 岁儿童的 720 IU 的甲肝病毒疫苗和适用于成人的 1～440 IU 的甲肝病毒疫苗。2 种疫苗均通过肌内注射给药。

2. 观察指标

主要结局是总疫苗保护率，通过计算随访 2 年期间 Vi 疫苗组中的伤寒发生率与甲肝疫苗组中的伤寒发生率，来比较两组的总疫苗保护率。

次要结局是疫苗保护率，通过比较 Vi 疫苗组中未接种疫苗者的伤寒发生率与甲肝疫苗组中的伤寒发生率，并通过计算 Vi 疫苗组中所有居民的伤寒发生率与甲肝疫苗组中所有居民的伤寒发生率来比较两组间的疫苗保护率。

3. 统计分析

研究使用 t 检验比较组间的连续性变量，卡方检验比较组间的分类变量。此外，使用 Cox 比例风险回归模型分析疫苗的保护效果并调整其他基线潜在混杂因素变量。所有 P 值和 95% 置信区间均采用双侧检验计算。

（三）研究结果

研究结果见表 5 – 3 和表 5 – 4。

80 个群组（区）中有 62 756 名居民，其中 61 280 人符合纳入条件，37 673 名符合条件者接受疫苗接种，Vi 疫苗组共 18 869 名，甲肝疫苗组共 18 804 名。在 2 年的随访期间，2 549 名接种者（7%）死亡或迁出研究区域，44 名接种者（0.1%）迁移到研究区域内的另一组。

表5－3　基线中受试者的基本特征和以区为单位的

整群特征在两组间的对比

变量	Vi 疫苗组 （$N = 18\ 869$）	甲肝疫苗组 （$N = 18\ 804$）
个体特征		
年龄/岁，平均数 ± 标准差	28.5 ± 18.0	27.9 ± 17.8
男性，n（%）	9 876（52）	9 920（53）
印度教，n（%）	12 335（65）	10 825（58）
家庭成员人数/人，平均数 ± 标准差	7.1 ± 3.9	7.0 ± 3.7
户主阅读和写作的能力，n（%）	13 980（74）	13 099（70）
家庭每月人均支出高于中位数 500 卢比，n（%）	7 795（41）	7 636（41）
家庭具备自来水，n（%）	2 711（14）	1 824（10）
家庭具备抽水马桶，n（%）	905（5）	577（3）
家庭离治疗中心的距离远于中位 数，n（%）	8 900（47）	9 935（53）
以区为单位的群组特征，平均数 ± 标准差		
每区平均家庭数/个	142 ± 27	146 ± 36
每区平均接种疫苗的受试者数/人	472 ± 103	470 ± 104
过去 12 个月内的平均伤寒发病率/‰	1.54 ± 1.40	1.38 ± 1.38
人口密度，$n/$（100 m^2 · 区）	18.4 ± 17.8	22.2 ± 20.1
≥2 岁人群的疫苗覆盖率/%	61 ± 11	60 ± 12

表5－4　两年内伤寒的发生率和 Vi 疫苗的保护效果

变量	Vi 疫苗组 （$N = 18\ 869$）	甲肝疫苗组 （$N = 18\ 804$）	Vi 疫苗的保护率/%（95% CI）	
			粗模型	调整模型[①]
基本特征				
患有伤寒的受试者	34	96	—	—
随访的人日数	13 309 337	13 214 761	—	—
伤寒发病率/10^5 人日				
2～4 岁	0.64	3.54	82（58～92）	80（53～91）
5～14 岁	0.69	1.67	59（18～79）	56（18～77）
≥15 岁	0.08	0.16	50（−44～81）	46（−43～79）
合计	0.26	0.73	65（42～79）	61（41～75）

①：调整年龄、宗教和家庭收入。

问题：

（1）该研究的研究设计是什么？判断依据是什么？该研究的设计和实习五课题一的研究设计有何区别和联系？

（2）实验研究在招募研究对象时需要获得研究对象的知情同意，你认为该研究的知情同意书中应包括哪些内容？

（3）研究对象的纳入准则是什么？该准则是否合理？

（4）研究者按什么依据进行分层？分层起何作用？这些依据是否合理？

（5）该研究中对照组的干预措施是什么？该干预措施的选择是否合理？可否使用安慰剂对照？为什么？

（6）该研究采用何种随机分组方法？方法是否清楚？是否合适？基于所给的信息能否判断分组是否达到随机？

（7）随机分组主要用来控制哪方面的偏倚？是否可以保证控制这些偏倚？随机分组控制偏倚的效果与哪些因素有关？

（8）如何解读表5-4的结果？基于该研究结果，是否可以判断伤寒 Vi 多糖疫苗对伤寒具有保护作用？为什么？

（9）该研究是否适合采用个体随机分组法？2 种随机分组法各自有什么优缺点？

（10）疫苗临床试验对选择研究现场和研究对象有何要求？该研究现场的选择是否合理？

（11）根据表5-4是否可计算出 RR、AR、$AR\%$、NNT 等指标？如可以，请以甲肝疫苗组为对照组分别计算以上指标。

（12）该研究是否采用了盲法？若没有，可在哪些阶段实施盲法？如何实施？

【课题三】 中度铅中毒儿童联合使用钙补充剂的治疗效果分析

（一）研究背景

既往研究指出，适当使用钙补充剂能对铅中毒的治疗起到协同作用。

（二）研究资料与方法

研究人员在某儿童医院的铅中毒专科门诊中收集确诊为铅中毒（中度）的患儿。具体入选标准如下：初诊的男性幼儿；血铅浓度水平为 200～449 μg/L；年龄为 12～36 个月；无甲状旁腺功能低下史或佝偻病史；一级亲属均无肾结石病史；没有服用维生素 D 和/或钙补充剂，如果目前正在服用这 2 种的任意 1 种，监护人愿意中止使用该药，2 周后改服本研究提供的制剂；监护人同意签署知情同意书并保证配合研究工作。

随机分组的方法是基于随机数字表产生随机分组序列，并通过应用按顺序编码、密闭、不透光的信封，使医生和患者无法预先得知随机分组的方案。信封上只有 1 个编号。当患儿符合入选标准时，分组人员将通过医生拿给患儿 1 个信封，打开信封，信封中的卡片将决定患儿被分配到实验组或对照组。分组工作在确定患儿符合条件后进行，直到实验组和对照组纳入符合标准的患儿各 30 例为止，参加研究的临床医生事先不了解分组情况。

研究人员对所有患儿及其监护人进行问卷调查，调查内容包括家庭环境、社会经济状况和患儿过去 7 天内膳食中钙的摄入量。

在门诊确诊的 81 例患儿中，有 60 例符合纳入标准并签署了知情同意书，被平均分配到实验组和对照组中。在 12 周的随访期间，实验组和对照组中各有 2 名患儿因不能按时前来随访而退出研究；对照组中有 1 例由于血铅浓度持续上升（超过450 μg/L），须重新评估并改用其他治疗方案而退出研究；对照组中有 1 例出于其他原因意外服用了实验组的药物而退出研究。因此，最终完成研究的实验组患儿有 28 例，对照组患儿有26 例。

（三）干预内容及方案

实验组患儿在标准排铅治疗的基础上增加口服的钙补充剂糖浆，而对照组则服用颜色、口味、质地和实验组糖浆完全相同的安慰剂。2 组患儿每 2 周随访 1 次，故在为期 12 周的研究中共随访 6 次。每次随访的内容包括：根据监护人每次提供的药瓶，评估患儿遵照医嘱服药的情况；询问服药后的不良反应。若患儿在研究期间出现如下任何一种情况，将揭盲并提前中止实验：血铅浓度持续升高，水平 $\geq 450\ \mu g/L$；不能耐受药物治疗或出现明显的毒副作用；尿钙水平升高（尿 $Ca/Cr \geq 0.2$）。

（四）观察指标

观察指标为随访过程中第 4 周、第 8 周和第 12 周的血铅水平。应用石墨炉原子吸收光谱法进行全血血铅的检测，干预前后的所有检测均在同一实验室由专人负责。

问题：

（1）该研究的纳入和排除标准的设定依据是什么？是否合理？排除标准设立过严或过松对研究结果的真实性有何影响？

（2）该研究如何分组？研究对象的招募和分组过程是否合理？如果不合理，应如何改善？

（3）该研究过程是否使用了盲法？如果使用了盲法，分别在哪些阶段对哪些人使用？该研究中，如果不使用盲法可能造成什么问题？

（4）在该研究中，使用信封的目的是什么？这种方法是否属于盲法？如果不是，它与盲法有何不同？

（5）信封法与随机分组有何异同？

（6）该研究的对照属于哪种类型？哪些疾病的实验适合设置安慰剂对照，哪些适合设置标准对照？其判断依据是什么？

（7）结合所给的信息画出研究对象的分组框架图。

（8）结合研究结局的类型（分类变量/连续型变量）讨论该研究可采用的数据分析策略。

【课题四】左氧氟沙星与头孢哌酮注射液治疗社区获得性下呼吸道感染的效果比较

某研究人员对 120 例社区获得性下呼吸道感染新发病例进行了实验。在符合条件的病例中，有 60 例被随机分到实验组，另外 60 例被分到对照组。实验组的患者接受左氧氟沙星注射液（300 mg/100 mL）静脉滴注，每天 1 次，疗程 5 ～ 14 天；对照组接受头孢哌酮（4 g）静脉滴注，每天 1 次，疗程 5 ～ 14 天。随机分组的方法是基于随机数字表产生随机分组序列，当患者符合入选标准时，随机分组中心将分配给患者一个随机数字，由该数字决定患者的分组方案，医生获得分组方案后再将患者分配到实验组或对照组。实验组和对照组在治疗前后均拍胸片，记录临床症状并进行血生化检查以观察治疗效果。实验组和对照组的平均疗程（均为 9 天）及不良反应发生率之间的差别均无统计学意义。

在上述研究中，实验组和对照组分别有 50 人和 52 人按要求完成治疗和所有检查，两组痊愈人数分别为 42 人和 44 人。在研究开始后 1 周内，实验组有 3 人转为对照组，其中 1 人痊愈；对照组有 4 人转为实验组，4 人均痊愈。另外，实验组和对照组分别有 7 人和 4 人中途流失，未参加随访检查。

问题：

（1）在该研究中，是否可以使用盲法？若可以，可在哪些阶段对哪些人员使用盲法？请设计 1 个全程盲法（完成统计分析后才彻底揭盲）方案，要求中途任一研究对象揭盲时不影响其他人的盲法状态。

（2）请为上述研究设计 1 个合适的随机分组方案，要求达到分组隐匿。

（3）请画出研究对象的分组框架图。

（4）请分别采用意向治疗分析法、遵循研究方案分析法和接受干预措施分析法分析 2 组的痊愈率，并分析左氧氟沙星相对头孢哌酮治疗的疗效。请将结果填入表 5-5 中。

表 5-5　结果分析

组别	人数	意向治疗分析法		遵循研究方案分析法		接受干预措施分析法	
		痊愈人数	痊愈率/%	痊愈人数	痊愈率/%	痊愈人数	痊愈率/%
实验组	60						
对照组	60						
RR							
AR							
AR%							
NNT							

问题：

上述 3 种分析方法各有何优缺点？对于疗效分析应该采用哪一种，为什么？分析干预的副作用或不良反应应采用哪种数据集？

【课题五】膳食干预对高胆固醇血症患者血脂的影响

（一）研究背景介绍

国内外已有大量的研究证实高胆固醇血症是动脉粥样硬化性

心血管病的主要危险因素之一，而血胆固醇水平受膳食中的饱和脂肪和胆固醇的影响。

（二）研究资料与方法

在某医学院在校教职工中招募高脂血症患者，根据 2000 年教职工体检结果，对血清总胆固醇水平大于 5.72 mmol/L 且年龄小于 65 岁者进行研究，共有 370 人符合要求。采用单纯随机法抽取其中 100 人，排除其中缺乏 2 次膳食调查和血脂测定结果的 13 人，最终纳入研究对象 87 人。研究对象的平均年龄为 51.1 岁，其中男性 36 例，女性 51 例。此外，有 14 例在干预前服降脂药而在干预过程中停药，因此在对血脂水平的变化进行分析时将其排除在外。

膳食调查采用《欧洲人群营养调查协作方案》推荐的连续 3 天记录法开展调查。在第 1 天，调查员与每个研究对象见面，讲明调查的目的、意义和方法。采用已知准确重量的食物模型和模具，详细询问并记录研究对象前一天的饮食情况，包括进食时间、地点、食物的种类和数量。教会并要求研究对象按相同的方法记录当天和第 2 天的饮食情况。记录全部完成后，调查员到研究对象家中核对所有记录，并对错误的部分予以修正。

在 2000 年 10—11 月对入选的研究对象进行连续 3 天的膳食调查，随后计算每人平均每天各类食物及营养素摄入量，参照《血脂异常防治建议》中的高脂血症膳食控制方案制订个体化的膳食干预措施，即在每个研究对象的膳食结构的基础上减少高脂肪、高胆固醇食物的摄入量，并调整其他食物的摄入量。在 2001 年 1—3 月，分别进行面对面的干预，建议研究对象按照推荐的膳食方案执行。之后随访 6 个月左右，在随访过程中每月通过电话询问各对象的依从性情况，并进一步强化干预。随访结束后，在 2001 年 10—11 月进行第 2 次连续 3 天的膳食调查。在干预前后分别对所有对象进行血清总胆固醇、低密度脂蛋白胆固醇和甘油三酯的测定。

资料全部由流行病学专业人员收集、整理和分析，其中营养成分的计算基于 1991 年出版的《中国食物成分表》。全部资料的分析用 SAS 统计分析软件，差别检验用 t 检验。

（三）研究结果

（1）与干预前比较，样本人群干预后肉类、植物油、蛋类及食盐等的人均摄入量明显减少（$P < 0.05$）。

（2）人均总热能摄入量降低 11%，脂肪摄入量降低 21%，饱和脂肪摄入量降低 21%，胆固醇的摄入量降低 21%（$P < 0.01$）。

（3）干预后平均总胆固醇、低密度脂蛋白胆固醇和甘油三酯水平都下降约 0.3 mmol/L（$P < 0.05$）。

（4）60% 的研究对象可观察到总胆固醇水平下降，30% 的研究对象总胆固醇测定低于 5.72 mmol/L。

（四）研究结论

对高脂血症患者进行合理的膳食干预既可改善其膳食结构，又可降低其血胆固醇的水平，因此应大力推广和加强对高脂血症人群的膳食干预。

问题：

（1）该研究属于哪一种类型的实验研究？

（2）该研究的干预是什么？你认为该干预的描述是否清楚？

（3）该研究是否设立了对照？若设立了对照，该对照是哪种类型？与实习五课题四的对照相比，这种对照有何优缺点？

（4）该研究是否存在选择偏倚？若存在，会如何影响结果？

（5）该研究是否存在信息偏倚（如报告偏倚、向均数回归等）？若存在，对哪部分结果有影响？如何影响？

（6）该研究是否存在混杂偏倚？若存在，可收集哪些信息进行控制以减少混杂偏倚的影响？

（7）你认为该研究的方法和结果是否支持所给的结论？为什么？

（8）针对本课题的研究问题，请设计1个更佳的研究方案。

三、实验流行病学研究文献评阅

本课题的目的首先是使学生掌握医学文献评价的要点和思路，在学习既往研究的长处的基础上了解其不足，吸取教训。其次，鼓励学生了解、学习和应用批判性思维进行医学文献阅读，通过深入分析和思考各项研究的优缺点、其对结果的影响及对应的改善方法，提高学生对实验流行病学原理和方法的掌握程度。下面是一份评价实验流行病学研究报告的提纲。

（一）研究的目的、假设和意义

（1）研究的题目是否和研究内容相符？是否指明研究类型？

（2）研究问题是否明确？研究问题是否具体以及可被检验？针对该研究问题，目前国内外的研究进展如何？

（3）研究目的及研究假设是否明确？该研究是否具有临床或公共卫生学意义？

（二）研究样本和方法

（1）研究是否已通过伦理审批并获得研究对象的知情同意？

（2）研究对象（实验组和对照组）的招募方法是否清楚？是否能代表目标人群？

（3）是否包括研究对象的纳入和排除标准？该标准的设定是否合适？若不合适，应如何改进？

（4）是否有样本量估计方法？若有，采用了哪些参数来估算？选用的参数是否正确？样本量计算方法是否正确？

（5）研究采用何种对照形式？是否合适？

（6）是否有随机化分组？若有，采用了何种随机方法？随机方法的描述是否清楚？

（7）是否采取了分组隐匿方案？

（8）干预的内容是否清楚，如是否包括药物名称、剂量、干预的方式、干预的途径、干预的频率、干预持续时间等？干预时间是否足够产生效应？干预时间是否描述清楚？

（9）主要和次要结局指标的定义是否清楚？有没有考虑各种可能影响预后的指标并收集其信息？由谁评估各种研究结局？

（10）是否使用了盲法？若使用了盲法，盲法的描述是否清楚？在哪个阶段对哪些人使用盲法？若为单盲实验，对任一研究对象揭盲是否会影响其他研究对象的盲法状态？研究结束后是否评估了盲法的效果？

（11）基线时间和随访总时间的定义是否清楚？随访时间是否足够？若有多次随访，每次间隔多久？每次随访的具体内容是什么？由谁进行随访？

（12）基线和随访指标是什么？选取的指标是否适合该研究目的和研究时间？主要结局指标与样本量计算的依据是否吻合？

（13）是否评估和报告了研究对象对干预的依从性？是否评估了安全性？

（三）调查结果与分析

（1）选择了何种分析策略（如 ITT 分析或 PP 分析等）？有无定义主要和次要分析方法，以及敏感性或亚组分析方法？资料预处理方法、统计分析方法是否明确、合适？研究资料是否符合统计方法的基本要求？

（2）从筛查研究对象是否符合情况到结果分析，不同时期的研究对象的人数是否明确？有无说明人数变动的原因？是否使用了合适的流程图？

（3）是否比较了实验组和对照组的潜在混杂因素及结局指

标的基线均衡性？

（4）干预效果评价的指标是什么？所用统计学指标是否合适？

（5）结果表格中所列出的数据是否合理？实验组和对照组的基线信息是否均衡可比？

（6）对表格中结果的描述是否恰当？

（7）讨论部分的论点是否明确？论据是否充分？推论是否合理？

（8）是否讨论了研究结果的局限性及可能的偏倚和混杂？是否有考虑了研究结论的外推性？

（9）是否清楚说明了研究结论？该结论能否从结果中得出？是否回答了前言中提出的研究问题？

（10）如果需要进一步改进此研究，你会如何设计？

问题：

请阅读指定的文献，应用以上评价方法进行评价，并撰写一篇评论报告。

四、实验流行病学文献分析

【课题六】有氧和抗阻训练对 2 型糖尿病患者糖化血红蛋白水平的影响

（一）研究背景

糖尿病发病率呈持续上升趋势，成为继心脑血管疾病和恶性肿瘤之后威胁人类健康的重大慢性非传染性疾病。目前，对 2 型糖尿病（diabetes mellitus type 2，T2DM）的研究热点多集中在药物治疗及饮食干预。尽管普遍认为 T2DM 患者保持定期运动对控制血糖有一定的益处，但不同运动类型（有氧训练/抗阻训练

/有氧与抗阻联合训练）对血糖和糖化血红蛋白（glycosylated hemoglobin，HbA_{1c}）水平的影响是否存在差别尚不清楚。

2001 年，一项纳入 12 项有氧训练研究和 2 项抗阻训练研究的荟萃分析结果显示，运动训练使 T2DM 患者的 HbA_{1c} 水平降低了 0.66%。2006 年，另一项由 27 项研究组成的荟萃分析发现，在 T2DM 患者中，相比不运动组，运动训练超过 12 周组的 HbA_{1c} 水平降低了 0.8%；但是有氧运动、抗阻训练和联合训练 3 种运动模式组中 HbA_{1c} 水平并无差别。迄今未见大样本、长时间干预研究直接比较有氧运动、抗阻训练和联合训练这 3 种运动模式对 HbA_{1c} 水平的影响。目前，一些体育活动指南认为有氧运动与抗阻运动相结合可获得更大的健康获益，然而相关研究证据并不充分，相同时间内的有氧运动和抗阻训练联合是否比单一运动模式更优仍有待阐明。因此，本研究纳入久坐不动的 T2DM 患者，旨在比较有氧训练、抗阻训练和联合训练这 3 种运动模式分别对 HbA_{1c} 水平的影响。

（二）研究资料与方法

本研究通过媒体、邮件和社区活动从社区招募研究对象。在电话筛选后，符合要求的研究对象则被邀请参加试运行期（run-in period）。在试运行期内，研究人员测量了研究对象的 HbA_{1c} 水平并询问其平时运动习惯。最终，262 位有久坐习惯的 T2DM 患者签署了知情同意书并被纳入研究。久坐被定义为每日运动时间不超过 20 分钟且每周持续 3 天或以上，T2DM 的诊断则通过回顾医疗系统病史确认。研究排除了正在注射胰岛素、有脑卒中和严重心血管疾病史或有任何严重疾病导致无法参加体育锻炼的 T2DM 患者，同时收集了研究对象的性别、年龄、种族、受教育程度和糖尿病病程及用药情况等基本信息。

（三）干预内容与方案

参与的研究对象被随机分入 4 个组（1 个对照组和 3 个运动

干预组）进行为期 9 个月的运动干预。研究人员每周向对照组提供伸展和放松课程，并要求其在研究期间保持当前的活动。3 个运动干预组分别是抗阻训练组、有氧运动组和联合训练组。抗阻训练组每周进行 180 分钟抗阻锻炼，包括举哑铃、俯卧撑、仰卧起坐、器械练习等。有氧运动组每周进行 180 分钟的有氧运动，包括长跑、骑车和游泳等。联合训练组包括每周 90 分钟的有氧运动和 90 分钟的抗阻训练。每组研究对象都有单独的干预和评估团队，所有的评估人员都不清楚研究对象的随机分组方案。

（四）结局指标

主要结局指标为随访过程中每月测量 1 次的 HbA_{1c} 水平变化，其他结局指标为身体测量指标的变化情况，包括身体质量指数（*BMI*）、腰围、臀围、体脂率和肌肉含量。所有指标检测均在同一实验室进行。

（五）资料分析

本研究的主分析采用了 ITT 分析方法，敏感性分析采用了 PP 分析方法。采用 SAS 统计分析软件进行资料分析，其中分类变量采用数字（百分比）表示，连续变量采用均值（标准差）表示。干预组与对照组之间的组间差异（*P* 值）采用重复测量数据的混合线性模型，并校正了研究对象的性别、年龄、种族、受教育程度和糖尿病病程及用药情况等基本信息。

（六）研究结果

41 位研究对象被分到了对照组，73、72 和 76 位研究对象分别被分到了抗阻训练组、有氧运动组和联合训练组（表 5-6）。因此，ITT 分析方案共纳入 262 名研究对象（表 5-7），而 PP 分析方案中则纳入 215 名（对照组 41 名，抗阻训练组 60 名，有氧运动组 52 名，联合训练组 62 名）完成了整个试验的研究对象

（表 5-8），未完成实验的研究对象包括依从性较差（参与训练次数 <70%）者或失访者。

表 5-6 研究对象的基线特征

	对照组	抗阻训练组	有氧运动组	联合训练组
个体特征				
人数	41	73	72	76
年龄/年[①]	58.6 ± 8.2	56.9 ± 8.7	53.7 ± 9.1	55.4 ± 8.3
女性[②]	28（68.3）	43（58.9）	45（62.5）	49（64.5）
白人[②]	22（53.7）	41（56.2）	39（54.2）	36（47.4）
糖尿病信息				
HbA$_{1c}$/%[①]	7.9 ± 1.3	7.6 ± 0.9	7.6 ± 1.0	7.6 ± 1.0
空腹血糖/mg/dL[①]	158.4 ± 40.7	153.8 ± 39.3	146.4 ± 30.6	148.8 ± 35.9
病程/年[①]	7.2 ± 5.2	7.2 ± 5.5	7.4 ± 6.0	6.7 ± 5.4

①：平均数 ± 标准差。

②：n（%）。

表 5-7 ITT 分析方案中 HbA$_{1c}$水平在基线和随访的变化值（n=262）

变量	对照组 （n=41）	抗阻训练组 （n=73）	有氧运动组 （n=72）	联合训练组 （n=76）
基线值[①]	7.62 ± 0.10	7.58 ± 0.07	7.56 ± 0.07	7.59 ± 0.07
随访值[①]	7.74 ± 0.10	7.53 ± 0.08	7.43 ± 0.08	7.36 ± 0.08
干预前后组内变化[②]	0.12 （-0.13～0.36）	-0.04 （-0.23～0.14）	-0.12 （-0.31～0.07）	-0.23 （-0.41～-0.05）
干预组与对照组变化[②]	0.00	-0.16 （-0.46～0.15）	-0.24 （-0.55～0.07）	-0.34 （-0.64～-0.03）
P 值[③]	—	0.32	0.14	0.03

①：平均数 ± 标准差。

②：平均数（95% CI）。

③：P 值为干预组与对照组的组间差异。

表 5 −8　PP 分析方案中 HbA$_{1c}$ 水平在基线和随访的变化值（n=215）

变量	对照组 （n=41）	抗阻训练组 （n=60）	有氧运动组 （n=52）	联合训练组 （n=62）
基线值[1]	7.61±0.10	7.55±0.08	7.50±0.09	7.54±0.08
随访值[1]	7.72±0.10	7.46±0.08	7.42±0.09	7.27±0.08
干预前后组内变化[2]	0.11 （−0.13～0.35）	−0.09 （−0.28～0.11）	−0.08 （−0.29～0.13）	−0.27 （−0.46～−0.08）
干预组与对照组变化[2]	0.00	−0.19 （−0.51～0.12）	−0.19 （−0.51～0.13）	−0.38 （−0.69～−0.07）
P 值[3]	—	0.29	0.32	0.027

[1]：平均数 ± 标准差。

[2]：平均数（95% CI）。

[3]：P 值为干预组与对照组的组间差异。

（七）讨论

本随机对照试验研究发现，阻抗训练、有氧运动和联合训练均能降低 T2DM 患者的 HbA$_{1c}$ 水平，其中联合训练效果最为明显。以往研究发现运动能增加细胞膜葡萄糖转运体数量，促进细胞内信号传导通路的信号蛋白表达，增加骨骼肌对葡萄糖的摄取和对胰岛素的敏感性。在本研究中，有氧联合抗阻训练较单一的有氧或抗阻运动能更显著改善 T2DM 患者的 HbA$_{1c}$ 水平，这与既往的研究结果相一致。抗阻训练是通过特定肌群收缩对抗外来阻力的无氧运动方式，不仅能改善胰岛素抵抗，增加胰岛素对葡萄糖的转运能力，还能提高肌纤维的数量和体积，从而增强肌肉对葡萄糖的摄取和利用。因此，本研究结果提示应大力推广和加强对久坐不动的 T2DM 患者的运动干预。

问题：

（1）该研究的研究设计和研究问题分别是什么？干预组措施和对照组措施分别是什么？结局如何定义？

（2）本研究采用试运行期的目的是什么？如果没有试运行期，研究结果会受到什么影响？

（3）研究对象的纳入准则是什么？为什么要设计这样的纳入准则？

（4）本研究的分组方法是否描述清楚？如果不清楚，研究可以采用哪些随机化分组的方法？请设计一种并解释其优缺点。

（5）该研究过程是否使用了盲法？如果使用了盲法，对哪些人施盲？该研究中，还可以使用什么其他盲法？

（6）该研究用到了哪几种分析方案？分别有哪些优缺点？为什么要同时采用不同的数据分析方案？

（7）结合文章所给出的信息画出研究对象的分组框架图。

（8）描述表5-7和表5-8的结果。

（9）讨论本研究可能存在的偏倚并说明其如何影响结果。

（10）本研究有哪些优缺点？

（徐琳　王娇）

实习六　流行病学研究文献评阅

【目的】学会正确运用流行病学研究设计原则和统计学方法，客观地评价和解读科研文献，为指导科学研究、临床与公共卫生实践奠定基础。掌握文献评阅的要点、思路和方法；培养鉴别科学文献质量的能力，从评阅过程中学习别人的长处，发现存在的问题，汲取前人的经验教训。从文献评阅过程中进一步掌握几种主要研究方法的原理与设计、实施步骤、偏倚的防止、结果的合理解释与推断。

一、医学文献结构与内容简介

论文的核心部分包括题目、摘要、前言、对象与方法、结果、讨论，此外还包括作者名单、单位、资助机构、致谢与参考文献等辅助内容。

（1）题目：流行病学研究论文题目通常应包括暴露（或干预手段）、结局和目标人群，国际期刊论文通常还包括所采用的研究设计类型。如"A Prospective Study of Calcium Intake and Risk of Ischemic Heart Disease in Men"。

（2）摘要：一篇论文画龙点睛的部分，大部分读者仅阅读论文题目和摘要。摘要为研究的各部分信息，包括对背景、目的、方法、结果和结论等的简要描述。

（3）前言：主要论述该研究问题的重要性、该研究领域目前的进展及存在的尚未解决的问题，进而引出进行该研究的理由，并提出具体研究内容和研究假说。通过对研究背景的解释，让读者理解该研究的重要性，判断该研究的潜在价值，并明确该研究将要回答的问题。

（4）对象与方法：详细描述该研究所涉及的主要方法，具体回答"如何做"。该部分应充分提供研究方法的细节，让读者能判断通过该方法是否能获得有效、真实、可靠的结果。该部分通常需要提供下列信息：研究设计类型、研究现场及人群背景（时间、地点、目标人群等）、研究对象（纳入与排除标准、来源、选取方法、应答率）、关键变量（各种结局、暴露、潜在的混杂因素等）、资料来源与测量方法、样本量、重要偏倚控制方法、统计学方法（包括主要和次要结果的分析方法、控制的混杂变量、缺失值处理、变量转换方法等）。

（5）结果：该部分应客观描述研究的发现，通常包括不同阶段的样本量及变化原因、对样本基本特征（人口学、社会经济、研究的暴露因素、结局因素、重要的混杂因素等）的描述、主要结果（未校正、校正的效应估计值及其精度值，校正的混杂因素）、次要结果（亚组分析、交互作用分析和敏感性分析）。正确使用统计图表展示研究结果。结果描述通常不应有作者的评价或诠释。

（6）讨论：主要是论证研究的内部和外部效度，阐明研究的意义。国际著名医学期刊 *Annals of Internal Medicine* 建议讨论应包括下列部分：提供一个主要发现概要，重点强调该发现对现有相关理论知识的贡献；与既往研究进行比较，分析并解释可能存在差异的原因；讨论研究结果可能的机制和结果解释；讨论研究的不足及其对结果的影响，以及采取了哪些措施控制偏倚或改善这些不足；本研究给今后研究方向的启示；根据本研究结果得出的结论，并以直接、审慎的态度总结出相应的临床或公共卫生学意义。

二、流行病学研究文献评阅

（一）研究的基本特征

了解研究的暴露指标、主要结局指标、研究设计、研究人群和目标人群、主要结果和结论。

（二）研究的目的和假设是什么？意义如何？

（1）研究的主要目的和研究问题是什么？

（2）进行该研究的理论依据是什么（健康问题的重要性如何，国内外研究进展的归纳和分析是否充分，研究问题是否有必要等）？

（3）主要研究假说是什么？除此之外，有无其他假说？

（4）有无阐明研究的意义？理论依据是否充分？表达（如基本概念、论据、逻辑结构等）是否清楚、合理？

（三）研究方法的评价（重点）

（1）方法部分是否清楚说明了研究设计的类型（病例报告、生态学研究、现况研究、病例对照研究、队列研究、实验流行病学研究等）？所描述的类型与实际开展研究的类型是否相符？在所处的环境或条件下，该设计类型是否适合用来解答该研究问题？（评估是否存在重大设计问题。）

（2）研究对象（查找可能存在的选择性偏倚）。

A. 研究对象的纳入和排除标准是否明确？这些条件是否合适，过严还是过于宽松？对结果的内部效度和外部效度各有何影响？

B. 目标人群、抽样人群和研究对象分别是什么？

C. 研究对象的来源、抽样方法和/或招募方法（如随机或随意挑选临床患者、通过广告招募志愿者、按地区分层抽样、随机电话抽样、随机配对等）是否清楚说明？

D. 选择方法是否合适？研究对象与目标人群相比有何特殊性？抽样人群能否代表定义的目标人群？如果存在选择偏倚，对研究影响如何？

E. 如果是随机抽样，能否从对随机方法的描述中判断随机的类型是不是真随机？在实际工作中，该随机方案能否实施？应答率如何？针对过高的应答率（如应答率＞90％），尤其需要评估其真实性。

F. 研究者是否采取了一些必要的措施以提高应答率？

G. 如果采用配对方法，配对的类型是什么？配对的因素是什么？配对因素是否合适？对研究的质量有何影响？是否存在过度匹配（有无匹配中间变量、非疾病的危险因素）？

H. 不同比较组研究对象的招募方法是否一致？各比较组除研究因素外，其他特征（重要的或潜在的混杂因素）是否具有可比性？

I. 病例对照中的病例是新发还是现患病例？病例来源于医院还是社区？对照来源于医院还是社区？以医院为基础的病例对照研究往往容易高估关联强度。

J. 对象选择是否符合医学伦理学要求（知情与自愿原则）？是否得到研究对象的书面知情同意？

（3）分组与干预（实验性研究）。

A. 是不是随机分组？

B. 如果是随机分组，随机分组的类型（简单随机、分层随机、区组随机、整群随机等）是什么？从对随机方法的描述中能否判断出是不是真随机？

C. 随机分组状态是否隐匿（研究者能否预测下一个参加者的分组状态或类别，参加者能否预测自己的分组状态或类别）？

D. 制定随机程序、招募对象与进行对象分组安排的是否为同一人？

E. 干预的内容、方法，实施的时间，实施人员等是否清楚说明？研究对象、分组人员、干预实施人员、结局评估人员和资料分析人员是否知道处理状态？

F. 分组与干预是否采用了盲法？如果采用了盲法，盲法的类型是什么？是否清楚描述盲法的具体方法？根据描述，能否有效判断是不是真实盲法？研究结束时有无评价盲法效果（问卷调查受试对象估计自己所接受的干预，比较各组间估计值有无统计学差异，解密其中一个或几个受试对象是否影响其他对象的盲法状态）？

（4）随访（前瞻性研究）。

A. 是否清楚说明了随访方法、随访间隔与时间点、随访内容等？

B. 在随访时间内，该暴露是否有足够的时间产生可被检测的效应（是否超过产生效应的最短潜伏期）？

C. 暴露组和对照组的随访方法是否一致？是否实施了盲法随访？（特别重要）

D. 在动态队列或高流失率队列，是否记录了观察人时？

E. 对随访率是否有说明？采取了哪些措施提高随访率？

（5）观察指标。

A. 具体内容：主要暴露指标、结局指标和重要混杂因素指标是什么？暴露指标能否反映既往的暴露水平？结局指标是否能灵敏反映暴露的效应？结局指标是否能特异地反映健康结局？

B. 定义与标准：是否清楚定义了结局变量、暴露变量、重要的混杂因素变量等相关变量？是否给出了具体明确的诊断或分类标准及赋值方法？该诊断或分类标准及赋值方法是否合适？

C. 测量的准确性和精确性：资料收集的主要方式（如自填式问卷调查、面对面访问式问卷调查，查阅病例记录或其他健康档案，体格、仪器检查或生物样本的实验室检测等）是什么？采用的是主观测量方法还是客观测量方法？有无校正测量工具？问卷调查是自填式还是面对面访问式？实验室检测是否报告了重要试剂的种类与来源、检测分析仪器的厂家与型号？是否报告了测量的准确度（与参考方法或样品比较）和精确度（内部一致性、批间及批内重复测量的稳定性，如变异系数）数据？如果有报告，该报告是否符合要求？样本的采集、运输、储存及处理等过程是否会影响检测结果？

D. 测量的公正性：采取了哪些措施确保各比较组别采用相同的方式进行暴露（病例对照研究）、结局（队列研究和实验研究）和混杂因素的测量？队列研究和实验研究是不是在不知道暴露的状态下（盲法）测量结局？在病例对照研究中是否采用盲法评估暴露指标？采取了哪些措施控制信息偏倚（包括研究者、研究对象和测量工具导致的信息偏倚）？

E. 样本量：研究对象的样本量是多少？依据的统计学模型是什么？是否提供了样本量计算的相关参数〔如显著性水准与把握度，组间的预计差值及人群个体差异（或率）估计值等〕及其参考文献依据？计算样本量的指标是否与主要结局及其采用的主要统计方法一致？其合理性如何？

F. 质量控制：分别采取哪些措施控制选择偏倚、信息偏倚？是否确定了重要的混杂因素变量？在设计及分析阶段采取了哪些措施控制了哪些混杂偏倚？

G. 统计方法：是否详细描述了所用资料分析的统计方法（包括亚组分析与交互作用分析）？所用的分析方法是否合理？能否达到最大的检验效率？资料的分析是否充分？研究资料是否符合统计方法的要求（如方差分析要求正态分布和方差齐性）？有无说明校正了哪些混杂因素变量？采用何种统计方法校正？研究者是否清楚说明了所有预期研究对象的处置方法（如何处理失访对象、不应答对象、依从性差的对象、流失样本、资料不完整的对象及缺失值和极端值）？处理的方法是否合适？是否清楚说明了统计分析时变量的赋值、变量变换方法，连续性资料转化为分类资料时的分类方法及依据等？

（四）研究结果的评价

（1）是否报告了研究各阶段的样本数（抽样人群数、成功招募合格者数、完成观察或测量者数、随访数、资料合格数)？是否报告了失访或退出的主要原因？是否比较了失访人群与随访人群的基线特征？分析性研究中，各比较组之间的重要特征有无差异？

（2）主要研究结果是什么？是否报告了各比较组的人数？是否报告了效应联系强度及精确度（置信区间）？

（3）研究结果是否围绕解答主要研究目的来展示？你认为这些结果是最重要的吗？是否漏报了重要的结果？是否过多报道与研究目的无关的结果？

（4）图表的应用是否恰当、简明、清晰、易懂？有无清楚解释和正确使用各种符号（尤其是统计符号、缩写）？重要结果是否得到充分表达？图表能否在脱离正文的情况下让读者明白其所述内容？多因素分析中，有无注明校正因素？变量的单位（若有）是否标注清楚？回归分析的偏回归系数、*OR*、*RR/HR*等是否标注了单位或参照组？有无注明分组变量的分组方法、分组的截点值、各组的平均数或中位数？

（5）研究结果的表达是否清楚？对图表的解释是否简明扼要、重点突出？研究结果与图表数据是否一致？对统计结果的解释是否准确？

（五）讨论及结论的评价

论文的讨论主要是论证研究结果所得结论的真实性、可靠性、先进性，以及理论与实际应用价值。

1. 论点

研究的主要发现及意义是什么？研究结果及结论在哪方面丰富和完善了现有的理论知识？是否解答了现存的理论疑问？

2. 真实性论证

（1）该结果是否存在重大偏倚？该关联是否为偶然联系？

A. 选择偏倚。是否存在非随机样本、应答率低、失访率高、依从率低、非目标结局死亡率高、资料不合格率高等情况？出现病例对照研究中采用现患病例、病例来源过于局限、病例与对照不来自同一目标人群等情况时，有无讨论样本的代表性问题，以及代表性问题对结果可能的影响？

B. 信息偏倚。下列情况将可能导致信息偏倚：不同组别采取的观察、测量或随访方式不一，测量工具未经校正或准确度与可靠性差，测量结局时清楚研究对象的分组状态，暴露因素对结局的测量或确认有指示作用，研究内容与研究对象或研究者存在利益关系。

C. 混杂偏倚。实验研究未随机分组、随机分组方法不科学、社区试验随机单位数过少等均可造成各组之间重要特征不均衡；分析时未校正或遗漏重要的混杂因素；出现过度匹配或过度校正，如将中间变量或暴露的效应变量纳入配对或校正。

D. 偶然性。研究结果是否具有统计学意义？阳性结果时，P 值的大小如何？阴性结果时，把握度有多大？

（2）是否符合因果推断标准（如前因后果的时间顺序、较大的联系强度、剂量－反应关系、联系的一致性、生物学机制的合理性、研究设计的证据效力）？

A. 时间顺序。是否可以确定暴露出现在结局之前？暴露与结局之间的作用时间是否充足（如吸烟不大可能在几个月或一年内引起癌症）？现况研究或病例对照研究中，是否论述了调查时的暴露状态能否代表发病前的暴露水平？在这两类研究中，未剔除现患病例时，往往容易出现因果倒置的情况。

B. 联系的强度。是否讨论了该效应强度是否具备临床或公共卫生学意义，是否具有实际应用和推广价值？

C. 剂量－反应（或剂量－效应）关系。有剂量－反应关系则存在因果联系的可能性更大，无则不能否定存在因果联系。

D. 一致性与合理性。与其他研究（尤其是设计更好、证据效力更强的研究，如大型的随机对照试验或前瞻性队列研究）结果是否相似或一致？如果一致，是否合理地分析了可能的机制或能否用现有的理论知识解释？如果研究结果与以前的重要研究结果不一致，是否给出了合理的解释或提出了合理的新假说？此外，不同亚组人群结果是否一致？类似暴露因素或结局因素的分析结果是否一致？不一致时有无合理的解释？

E. 研究设计的证据效力。不同设计类型研究的证据效力差异巨大，在下结论时，是否充分考虑了该类设计的证据强度？总体上，因果关联研究中，各类研究设计的证据效力由高到低排列为：随机对照试验、非随机对照试验、前瞻性队列研究、巢式病例对照研究或病例队列研究、历史性队列研究、普通病例对照研究、现况研究、生态学研究。

3. 可靠性论证

研究结果能否外推至目标人群或其他人群？纳入和排除标准过严则外推性差；分层分析时，各层人群的关联强度和方向一致有助于说明外推性。

（六）缺点或局限性

上述真实性与可靠性论证中所存在的缺点或局限性是否得到了充分的讨论或说明？该缺点在多大程度上影响研究结果的真实性与可靠性？是否会影响结论的正确性？

（七）结论

结论是否客观中肯？结论是否严格以自身研究的结果为依据，通过讨论与合理论证所得？结论有无加入主观臆断或不能从结果中获得的内容？结论有无夸大或缩小人群的适用范围？有无清楚论述研究结果的意义，并说明如何开展后续研究？

（八）总体

（1）讨论的论点是否明确？重点是否突出？引用的论据是否充分（是否引用了相关的重要文献)？因果推论是否符合因果判断标准？论证是否符合逻辑？

（2）讨论是否过多地重复或罗列自身研究结果部分的内容？

研究结果可否进一步升华为某一理论或论断？

三、流行病学研究文献评阅举例（队列研究）[①]

（一）研究的基本特征

该研究通过一项大样本量、长时间随访的前瞻性队列研究探讨美国护士和卫生专业技术人员坚果摄入量与不同病因死亡率的关联，发现坚果摄入量与癌症、心脏病、呼吸系统疾病死亡及总死亡风险存在显著的反向关联。

（二）研究背景与目的

1. 研究背景

通过系统综述，了解到前期观察性研究和临床试验研究结果提示坚果摄入可能有助于降低冠心病等慢性疾病的发生风险或改善氧化应激、炎症等相关指标，但是很少有研究探讨坚果摄入量对死亡率的影响。

2. 研究目的

探究坚果摄入量与总死亡及不同类别疾病死亡之间的关联。

（三）研究方法

1. 研究设计类型

明确说明研究设计类型为前瞻性队列研究，并对其进行了详细描述，包括美国护士健康研究（nurses' heclth study，NHS）和美国卫生专业人员随访研究（health professionals follow-up study，HPFS）；利用队列研究探讨坚果摄入量与死亡风险的关联，符合流行病学的设计原则。

---

① BAO Y, HAN J, HU F B, et al. Association of nut consumption with total and cause-specific mortality [J]. The New England journal of medicine, 2013, 369 (21): 2001 – 11.

2. 研究对象和样本量

NHS 队列 92 468 名女性和 HPFS 队列 49 934 名男性，明确给出了排除标准：

（1）有癌症、心脏病和脑卒中疾病史（女性，5 611 名；男性，5 939 名）。

（2）坚果摄入资料缺失（女性，1 113 名；男性，340 名）。

（3）人体测量和身体活动资料缺失（女性，9 280 名；男性，1 157 名）。

3. 随访

清楚说明了随访结局、随访方法、随访时间和随访率等相关内容；随访时间较长，有足够的时间产生可检测出的效应；暴露组和对照组的随访方法一致。

（1）随访结局：各疾病别死亡。

（2）随访方法：通过美国国家死亡索引（National Death Index，NDI）检索或通过死者至亲、邮政部门的报告告知，可确定各队列中 98% 的死亡病例。所有死亡原因均经不清楚坚果摄入信息的医生按照国际疾病分类第十一次修订本（International Classification of Diseases 11th Revision，ICD – 11）进行编码。该研究将死亡原因分成九大类。

（3）随访时间：NHS，1980—2010 年；HPFS，1986—2010 年。

（4）随访率：NHS 和 HPFS 每两年 1 次的随访率均超过 90%。

4. 观察指标

明确给出了暴露指标的定义及测量方法，考虑了潜在的混杂因素。

（1）暴露指标：坚果摄入量（问卷调查）。

（2）结局指标：各疾病别死亡。

（3）混杂因素：年龄、种族、*BMI*、身体活动，是否吸烟，是否服用多族维生素，是否服用阿司匹林，是否有糖尿病、心肌梗死或癌症家族疾病史，是否有糖尿病、高血压或高血脂疾病史，总能量摄入量、饮酒量、红肉摄入量、果蔬摄入量，月经状况（女性）和激素使用情况（女性）等（问卷调查）。

5. 统计方法

详细描述了数据分析所用到的统计方法，包括敏感性分析和交互作用分析。所用方法准确合理，对资料的分析较为充分。文献中交代了校正的混杂变量及其校正方法。

（1）剂量－反应关系分析：Cox 比例风险模型。

（2）敏感性分析：剔除曾经吸烟的研究对象进行分析，剔除 BMI 低于 18.5 kg/m^2 或高于 40 kg/m^2 的研究对象进行分析，剔除糖尿病患者进行分析等。

（3）交互作用分析：探究年龄、BMI、身体活动、吸烟、饮酒等因素对坚果摄入量与死亡之间关联的效应修饰作用。

（四）研究结果

（1）研究结果表达清晰，文字和图表结合较为统一。随访情况：NHS，随访 30 年，共计 2 135 482 人年，死亡 16 200 人；HPFS，随访 24 年，共计 903 371 人年，死亡 11 229 人。暴露情况：随访过程中，坚果摄入量基本保持稳定，坚果摄入量高的研究对象整体较瘦，不吸烟者多，运动较多，补充多族维生素较多，且水果、蔬菜、酒摄入较多。剂量－反应关系：随坚果摄入量升高，总死亡和癌症、心脏病、呼吸系统疾病死亡的风险比（HR）逐渐降低，存在显著的线性趋势；给出了敏感性分析和交互作用分析结果。

（2）图表使用得当，简单、易懂，符号的使用和注释清晰，可在脱离全文的情况下读懂其内容；给出了多元回归模型中的校正因素。

（五）讨论

（1）在第一段给出了该研究的主要发现，即坚果摄入量与总死亡、疾病别死亡之间存在显著的反向关联。

（2）与前期研究结果进行了对比，结果基本一致。

（3）对残余混杂进行了讨论，对如何控制可能的混杂因素进行了描述。

（4）对因果倒置的可能性进行了说明。

（5）分析了该研究的优势和不足：优势包括样本量大、随访时间长、膳食调查连续重复测量等；局限性包括坚果摄入存在测量偏倚，无法评估坚果烹饪和摄入方法对死亡风险的影响，无法直接确定因果关系等。

（六）结论

该研究的结论为：坚果摄入量与癌症、心脏病、呼吸系统疾病死亡及总死亡风险存在显著的反向关联。该结论客观中肯。

问题：
按照上述文献评阅要点，请自选 1 ～ 3 篇论文做出客观科学的评价。

（陈裕明　刘跃伟）

实习七　筛检试验和诊断试验的评价

【目的】掌握筛检试验（screening test）和诊断试验（diagnostic test）的评价指标及其计算方法；掌握筛检试验和诊断试验的各项评价指标之间的关系；通过对筛检试验和诊断试验的文献进行评阅，掌握医学文献评价的方法和思路。

一、筛检和诊断的定义、试验评价指标和联合试验

（一）筛检和诊断的定义

1. 筛检

筛检（screening）是运用快速、简便的试验、检查或其他方法，将未察觉或未诊断疾病的人群中那些可能有病或有缺陷，但表面健康的个体，同那些可能无病者鉴别开来的一系列医疗卫生服务措施。这是从健康人群中早期发现可疑患者的一种措施，不是对疾病做出诊断。筛检所用的各种手段和方法被称为筛检试验。

2. 诊断

诊断（diagnosis）是指临床上医务人员通过详尽的检查及调查等方法收集各种信息，经过整理加工后，对患者病情的基本认识和判断。用于诊断的各种检查及调查方法被称为诊断试验。

（二）筛检试验和诊断试验的评价指标

1. 真实性

真实性（validity），亦称效度，指测量值与实际值相符合的程度，故又称准确性（accuracy）。用于评价筛检试验真实性的指标有：灵敏度与假阴性率、特异度与假阳性率、正确诊断指数和似然比。

（1）灵敏度与假阴性率。

灵敏度（sensitivity，SEN），又称真阳性率（true positive rate，TPR），即实际有病且按该筛检试验的标准被正确地判为阳性的百分比。它反映筛检试验发现患者的能力。

假阴性率（false negative rate，FNR），又称漏诊率，指实际有病，但被筛检试验确定为阴性的百分比。它反映的是筛检试验漏诊患者的情况。

（2）特异度与假阳性率。

特异度（specificity，SPE），又称真阴性率（true negative rate，TNR），即实际无病且按该诊断标准被正确地判为阴性的百分比。它反映筛检试验确定非患者的能力。

假阳性率（false positive rate，FPR），又称误诊率，即实际无病，但被筛检试验判断为阳性的百分比。它反映的是筛检试验误诊患者的情况。

（3）正确诊断指数。

正确诊断指数也称约登指数（Youden index，YI），是灵敏度和特异度之和减去1。正确诊断指数的范围为0～1。它表示筛检方法发现真正患者与非患者的总能力。正确诊断指数越大，其真实性越高。用公式表达为：

正确诊断指数 =（灵敏度 + 特异度）-1 = 1-（假阴性率 + 假阳性率）

（4）似然比。

似然比（likelihood ratio，LR）也是反映真实性的一种指标，属于同时反映灵敏度和特异度的复合指标，即有病者中得出某一筛检试验结果的概率与无病者得出这一概率的比值。

因试验结果有阳性与阴性之分，似然比可相应地区分为阳性似然比（positive likelihood ratio，PLR）和阴性似然比（negative likelihood ratio，NLR）。

阳性似然比是筛检结果的真阳性率与假阳性率之比，说明筛检试验正确判断阳性的可能性是错误判断阳性可能性的倍数。其比值越大，试验结果阳性时为真阳性的概率越大。计算公式为：

$$阳性似然比 = \frac{真阳性率}{假阳性率} = \frac{灵敏度}{1 - 特异度}$$

阴性似然比是筛检结果的假阴性率与真阴性率之比，表示错误判断阴性的可能性是正确判断阴性可能性的倍数。其比值越小，试验结果阴性时为真阴性的可能性越大。计算公式为：

$$阴性似然比 = \frac{假阴性率}{真阴性率} = \frac{1 - 灵敏度}{特异度}$$

2. 预测值

预测值（predictive value）指应用筛检的结果来估计受检者患病和未患病可能性的大小。根据筛检的阳性结果与阴性结果分别称为阳性预测值和阴性预测值。

（1）阳性预测值（positive predictive value，PPV）是指筛检试验阳性者患目标疾病的可能性。

（2）阴性预测值（negative predictive value，NPV）是指筛检试验阴性者不患目标疾病的可能性。

（三）联合试验

在实施筛检时，可采用多项筛检试验检查同一对象，以提高筛检的灵敏度或特异度，增加筛检的收益，这种方式称为联合试验。根据联合的形式，分为串联试验与并联试验。

1. 串联试验

全部筛检试验结果均为阳性者才定为阳性。该方法可以提高特异度，但会降低灵敏度。

2. 并联试验

全部筛检试验中，只要有任何一项筛检试验结果为阳性就可定为阳性。该方法可以提高灵敏度，但会降低特异度。

二、课堂讨论题

【课题一】 筛检试验真实性的评价

87 例 61 ～78 岁的疑似乳腺癌患者，其中 52 例经手术病理活检确诊为乳腺癌。所有患者中经乳腺超声检查诊断为乳腺癌患者的有 49 例，结果见表 7 – 1。

表 7 – 1 乳腺超声检查筛查乳腺癌的结果

单位：人

乳腺超声检查	病理活检		合计
	患者	非患者	
阳性	41	8	49
阴性	11	27	38
合计	52	35	87

问题：

（1）计算乳腺超声检查的灵敏度、特异度、正确诊断指数和符合率。

（2）该检查的假阳性例数和假阴性例数分别是多少？假阳性率和假阴性率分别是多少？

（3）解释上述各指标的含义。

【课题二】 预测值与患病率的关系

有研究者用血清前列腺特异性抗原在不同人群中筛检前列腺癌，其灵敏度为 80%，特异度为 90%，不同人群中前列腺癌的患病率见表 7 – 2。

表 7 - 2　不同人群前列腺癌的患病率

筛检对象	患病率/（1/10 万）
一般人群（男性）	3.50
75 岁以上男性	500.00
有前列腺结节者	50 000.00

问题：

（1）分别计算三种不同人群的阳性预测值和阴性预测值。

（2）分析预测值与患病率的改变有什么关系。

【课题三】 预测值与患病率、灵敏度和特异度的关系

某城镇有居民 10 000 人，在该人群中开展某疾病的筛检试验。

（1）若该病的患病率为 1.5%，假定某项筛检试验对该人群进行筛检的灵敏度为 25%，特异度为 95%。

（2）该病的患病率不变，仍旧为 1.5%，采用另一项灵敏度为 50%、特异度为 90% 的筛检试验进行筛检。

（3）该病的患病率增加到 2.5%，采用第二种情况中的筛检试验（灵敏度为 50%，特异度为 90%）进行筛检。

问题：

（1）分别计算在以上 3 种情况下的阳性预测值和阴性预测值，以及假阳性率和假阴性率。

（2）分析预测值与患病率、灵敏度和特异度之间的关系。

【课题四】 诊断试验的评价及应用

（一）研究背景

C 反应蛋白（CRP）与炎症过程密切相关，反映体内炎症活动的程度。在老年人群中测定 CRP，采用诊断试验的评价方法，探讨 CRP 对老年人感染性疾病的诊断价值。

（二）研究方法

选择某一家三甲医院于 2023 年 6 月住院的老年患者 358 例，根据临床表现、X 线胸片及/或 CT，参考痰菌、尿菌和便培养确诊感染病例 142 例，包括上呼吸道急性感染、急性支气管炎、肺炎、肠道感染、泌尿系急性感染和其他感染（急性阑尾炎、口腔炎、胆囊炎、支气管扩张合并感染、胰腺炎等），经确诊无感染性疾病的 216 例为对照组。所有研究对象均通过检查排除患有与 CRP 升高相关的疾病，包括急性冠脉综合征、脑卒中、风湿病、活动性肺结核、肿瘤、免疫系统疾病、慢性肾功能不全和肝功能异常等。

入院第二天早晨采集空腹静脉血 2 mL，采用免疫比浊法测定血清 CRP 浓度。执行 CRP 检测的实验室人员均未能获得送检血样的个体病历资料。按照 CRP 分层的感染例数和非感染例数见表 7 - 3。以 CRP 1 ～ 6 mg/L 为正常值，按照 CRP 7 ～ 20 mg/L、21 ～ 40 mg/L 和 41 ～ 60 mg/L 分层的诊断试验评价指标见表 7 - 4。

表 7 –3　按 CRP 分层的感染和非感染例数

CRP/（mg/L）	感染例数	非感染例数
1 ～ 6	10	174
7 ～ 20	16	35
21 ～ 40	44	6
41 ～ 60	18	1
≥61	54	0

表 7 –4　CRP 分层诊断试验评价指标比较

评价指标	CRP/（mg/L）		
	7 ～ 20	21 ～ 40	41 ～ 60
灵敏度/%			
特异度/%			
符合率/%			
阳性预测值/%			
阴性预测值/%			
阳性似然比			
验后概率%			

问题：

（1）该研究的研究目的是什么？

（2）研究对象是如何选取的？有无代表性？

（3）该研究在进行 CRP 检测时有无应用盲法？是否应用盲法对结果有无影响？请解释说明。

（4）以 CRP 1 ～ 6 mg/L 为正常值，分别以 7 ～ 20 mg/L、21 ～ 40 mg/L 和 41 ～ 60 mg/L 分层，计算灵敏度、特异度、符合率、阳性预测值、阴性预测值和阳性似然比，并填入表 7 –4 中。

（5）解释诊断试验各项评价指标随 CRP 分层的变化情况。

（6）临床上，患者在做某项试验或检查之前，医生常根据患者的病史、体征等估计其患某病的概率，称为验前概率（pre-test probability），有时也可以用群体的患病率做参考。验后概率（post-test probability）是指经过某一诊断检查后，根据患该病的验前概率和该诊断检查的相关参数（如似然比等）计算其患病的概率，以便更确切地对患者做出诊断。根据验前概率和阳性似然比计算验后概率的公式如下：

验前比值＝验前概率／（1－验前概率）

验后比值＝验前比值×阳性似然比

验后概率＝验后比值／（1＋验后比值）

该研究中，当验前概率为 70% 时，计算 CRP 分层的验后概率，并填入表 7-4 中。

（7）某男性患者，40 岁，在医院检查 CRP 为 50 mg/L，假定验前概率为 50%，试问该患者患感染性疾病的可能性有多大？

（8）总结阳性似然比对验后概率有何影响？阳性似然比、验后概率有何临床应用？

【课题五】 联合试验的应用

乳腺疾病是临床上常见的多发疾病，以往临床上对于诊断乳腺良、恶性病变主要采用超声、钼靶等检查，容易造成误诊和漏诊。近年来磁共振被逐渐应用于乳腺疾病的诊断，其具有对软组织分辨能力强，对乳腺良、恶性病变更为敏感的特点。磁共振主要有扩散加权成像和动态增强扫描技术，对鉴别乳腺良、恶性病变效果显著。某医院以在甲乳外科接受乳房切除术的 38 例年龄在 28～66 岁之间的患者作为研究对象，术前所有患者均进行磁共振扩散加权成像和动态增强扫描。术后病理证实 20 例为恶性病变，18 例为良性病变。其他结果见表 7-5。

表7-5　磁共振动态增强扫描和扩散加权成像检查结果

结果	乳腺癌/人	
	患者	非患者
动态增强扫描阳性，扩散加权成像阴性	1	1
扩散加权成像阳性，动态增强扫描阴性	2	1
两者均阳性	15	1
两者均阴性	2	15
合计	20	18

问题：

（1）按照上述情况，计算下列各项的灵敏度和特异度：①磁共振扩散加权成像；②磁共振动态增强扫描；③串联试验；④并联试验。

（2）与单一的检查方法相比，2 种联合试验的灵敏度和特异度有何改变？

【课题六】 筛检效果的评价

（一）研究背景

结直肠癌（colorectal cancer）的发病率和死亡率很高，在有症状的患者中通常只有 10%～15% 为早期结直肠癌。有证据表明，结直肠癌筛检可及早发现无症状的结直肠癌患者以便对其进行早期确诊和治疗，显著降低结直肠癌死亡率。一项病例对照研究结果显示，与性别和年龄匹配的对照组相比，在得病前 5 年内至少进行过 1 次粪便潜血（fecal occult blood, FOB）试验的结直肠癌患者，其结直肠癌死亡率的比值比为 0.69（95% *CI*：0.52～0.91）。非随机试验研究显示，相对只采用乙状结肠镜检查者，每年同时进行乙状结肠镜检查和 FOB 试验可降低死亡率。基于志愿者的随机对照研究结果显示，每年接受 FOB 筛检者在 13 年后的结直肠癌死亡率降低了 33%，而在接受两年 1 次的筛检者中，结直肠癌死亡率仅降低了 6%。本项随机对照研究的目的是比较 10 年内每两年进行 1 次 FOB 筛检的人群相对 10 年内未筛检人群的结直肠癌死亡率的差别。

（二）研究方法

样本量估算结果显示，假设结直肠癌死亡率为 0.9/1 000 人年，每年因死亡或其他原因所导致的失访率为 1%，要使检测到的结直肠癌死亡率降低 25%，在双侧 α 水平为 0.05 的情况下，估计需要大约 3 万名筛检者和 3 万名对照才能提供 70% 的检验效能。

研究对象随机分组前，排除已患有结直肠癌、结直肠腺瘤及各种类型恶性疾病导致远处转移者。使用基于该地人口登记的中心随机化程序，将 137 485 名居民按社会保险号列出，对符合纳入与排除标准的居民采用简单随机分组，30 967 人随机分到筛检组，30 966 人随机分到对照组，对照组不进行筛检。为获得对一般人群筛检的准确评价，使对照组的行为尽可能代表一般人群，研究者没有告知对照组该研究的目的和干预措施。该研究通过了当地伦理委员会审批。

筛检组的参与者每两年进行 1 次 FOB 试验，共计 10 年。只有完成第一轮筛检者才被邀请在 10 年内共进行五轮的筛检。FOB 试验呈阳性者参加全面检查，并在可能的情况下接受结肠镜检查。研究主要终点是因结直肠癌死亡。

（三）研究结果

图 7 - 1 显示这项为期 10 年的随机对照研究的整体概况。

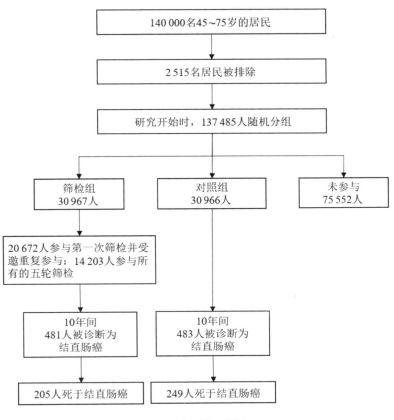

图7-1 研究概况

筛检组和对照组中除结直肠癌以外的死因分布相似,见表7-6。

表7-6 筛检组和对照组死亡个体的死因分布

死因	对照组($N=6\,303$),n(%)	筛检组($N=6\,228$),n(%)
心血管疾病	2 443(38.76)	2 497(40.09)
肺部疾病	623(9.88)	614(9.86)
其他良性病变和创伤	779(12.36)	824(13.23)
除结直肠癌外的其他恶性肿瘤	1 721(27.30)	1 624(26.08)

续表 7 - 6

死因	对照组(*N* = 6 303)，*n*（%）	筛检组(*N* = 6 228)，*n*（%）
未知原因	488（7.74）	464（7.45）
结直肠癌	230（3.65）	182（2.92）
结直肠癌治疗引起的并发症	19（0.30）	23（0.37）

10 年间筛检组和对照组每两年的结直肠癌累积死亡率，包括结直肠癌并发症导致的死亡情况见图 7 - 2。

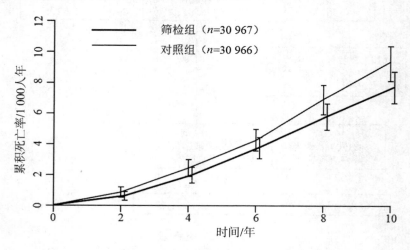

误差棒表示 95% 置信区间。

图 7 - 2　筛检组和对照组 10 年间每两年的结直肠癌
及其并发症的累积死亡率

在为期 10 年的筛检中，筛检组中有 481 人被诊断为结直肠癌，而未筛检的对照组中 483 人被诊断为结直肠癌。筛检组中有 205 人、对照组中有 249 人死于结直肠癌。筛检组的结直肠癌死亡率和结直肠癌治疗引起的并发症的死亡率低于对照组，相对危险度（*RR*）为 0.82，95% *CI* 为 0.68 ~ 0.99（*P* = 0.03）。（表 7 - 7）

表 7 - 7　结直肠癌 10 年间的发病率和死亡率在两组间的对比

变量	对照组 （ $n = 281\ 328$ ）	筛检组 （ $n = 281\ 883$ ）
结直肠癌		
发病人数	483	481
发病率（每 1 000 人年）	1.72	1.71
RR（95% CI）	1.00	1.00（0.87～1.13）
结直肠癌导致的死亡		
死亡人数	230	182
死亡率（每 1 000 人年）	0.82	0.65
RR（95% CI）	1.00	0.79（0.65～0.96）
结直肠癌和治疗引起的并发症导致的死亡		
死亡人数	249	205
死亡率（每 1 000 人年）	0.89	0.73
RR（95% CI）	1.00	0.82（0.68～0.99）
全因死亡		
死亡人数	6 303	6 228
死亡率（每 1 000 人年）	22.40	22.09
RR（95% CI）	1.00	0.99（0.95～1.02）

对照组为参照组。

问题：

（1）该研究的目的是什么？

（2）该研究采用什么研究方法？相对病例对照研究、非随机研究和基于志愿者的随机对照试验开展的结直肠癌筛检，该研究方法有何优缺点？

（3）该研究中筛检效果的评估主要采用什么指标？结果如何？

（4）除上述评估的内容外，你认为筛检效果的评估还需要包括哪些方面？

（5）表7-6的结果显示，筛检组和对照组中除结直肠癌外的其他死因分布相似。该结果有何提示？

（6）描述图7-2中两组结直肠癌死亡率的10年变化趋势，并分析该结果对后续研究的启示。

（7）该研究在评估筛检效果方面，还存在哪些问题？需要做什么改进？

三、筛检试验和诊断试验文献评阅

筛检试验和诊断试验的评价原则如下：

（1）是否采用盲法对诊断试验与金标准或参考标准做过独立的对比研究？

（2）被检查的病例是否具有代表性？作为研究对象的病例是否包括各型病例（急性型、慢性型，轻型、重型，治疗、未治疗）？是否包括患有易混淆的疾病的病例？

（3）病例的来源和对照选择是否合适？

（4）试验的重复性、精密性及测量变异如何？测定的数据是否稳定？

（5）正常值的确定是否合理可靠？

（6）在一系列试验中，该试验是否最正确？是否为最佳选择？在联合试验中，不仅要看联合试验的总评价，还要看单项试验的结果，这样才能对联合试验给予准确的评价。

（7）试验的具体步骤，包括操作步骤、注意事项、结果判断等是否明确？其他研究者重复时是否可以得到相同的结果？

（8）试验在临床应用中是否方便？有无副作用？医生与患者是否能接受？

四、筛检试验文献分析

【课题七】 一项关于高危型人乳头瘤病毒检测用于宫颈癌筛检的观察性研究[①]

（一）研究背景

宫颈癌是全世界女性第四常见的癌症。2020 年，全球约有60.4 万个新发病例，34.2 万例死亡。目前，宫颈癌有年轻化趋势，很多患者在 35 ～ 55 岁被诊断出宫颈癌，严重影响女性的身心健康。宫颈癌病因明确，绝大多数（95% 以上）宫颈癌是由人乳头瘤病毒（human papilloma virus，HPV）持续感染引起的。流行病学及临床研究显示，高危型 HPV 持续感染与宫颈癌及癌前病变发生相关，宫颈上皮内瘤变（cervical intraepithelial neoplasia，CIN）是宫颈癌发生及进展的重要阶段。

已有随机对照试验表明，高危型 HPV 检测在发现 CIN 方面比细胞学检测具有更高的灵敏度。然而，由于高危型 HPV 的流行率较高，与细胞学检查相比，高危型 HPV 检测的特异性较低。使用液基细胞学检查进一步对高危型 HPV 检测阳性的筛检对象进行分诊，可以减少过度的阴道镜检查和转诊。因此，与直接采用液基细胞学初筛相比，采用高危型 HPV 初筛结合细胞学检查的联合筛检方案可能是一个更好的选择。

英国子宫颈癌筛检计划是一项旨在早期发现子宫颈癌的非营利性公共健康计划，这项计划以往主要采用液基细胞学检查对目标人群（所有 25 ～ 64 岁英国女性）进行子宫颈癌初筛。为了推广高危型 HPV 初筛策略，英国于 2013 年开始，依托子宫颈癌筛

---

① REBOLJ M，RIMMER J，DENTON K，et al. Primary cervical screening with high risk human papillomavirus testing：observational study ［J］. British medical journal . 2019，364：I240.

检计划建立了一个大型试点项目。该项目比较了不同筛检策略下阴道镜转诊、宫颈上皮内瘤变及宫颈癌检出和随访发病等的情况。

（二）研究资料与方法

2013 年 5 月至 2014 年 12 月期间，纳入参与英国子宫颈癌筛检计划的 578 547 例 24 ～ 64 岁的女性。其中 183 970 名女性接受了高危型 HPV 初筛策略：先进行高危型 HPV 检测，阴性者按照常规筛检间隔（ < 50 岁的女性为 3 年，≥50 岁的女性为 5 年）进行复查，阳性者再进行液基细胞学检查，若细胞学检查结果为阳性，则进行阴道镜检查，若细胞学检查结果为阴性，则在 12 个月和 24 个月后进行复查。394 577 名女性接受了液基细胞学初筛策略：先进行液基细胞学检查，阴性者按照常规筛检间隔进行复查，若细胞学检查结果为高级别鳞状上皮内病变、低级别鳞状上皮内病变合并异型鳞状上皮细胞或低级别鳞状上皮内病变合并高危型 HPV 检测阳性，则进行阴道镜检查。对上述纳入研究的 578 547 例女性随访至 2017 年 5 月 31 日，由全科医生通过实验室信息系统收集 3 年内进行复查的女性的筛检结果和阴道镜检查的相关信息。

采用 Logistic 回归分析，在调整了年龄、检测实验室和多重剥夺指数（index of multiple deprivation，IMD）十分位数等协变量后，估计高危型 HPV 初筛策略与细胞学初筛策略相比，阴道镜转诊、CIN 和宫颈癌患病及发病的 OR 和 95% CI。

（三）研究结果

2013 年 5 月至 2014 年 12 月，共有 578 547 名妇女接受了筛检，30 岁以下的占 19%，30 ～ 49 岁的占 57%，50 ～ 64 岁的占 24%。在所有接受筛检的妇女中，有 12.7% 高危型 HPV 检测呈阳性。与液基细胞学初筛策略相比，高危型 HPV 初筛策略使阴道镜检查增加约 80%（OR 为 1.77，95% CI 为 1.73 ～ 1.82），但同时提高了 CIN［CIN2 级或以上（CIN2 +）：*OR* 为 1.49，95% *CI* 为 1.43 ～ 1.55。CIN3 级或以上（CIN3 +）：*OR* 为 1.44，95% *CI* 为 1.36 ～ 1.51］和宫颈癌（*OR* 为 1.27，95% *CI* 为 0.99 ～ 1.63）的检出率。结果见表 7 – 8。

表 7 – 8　高危型 HPV 初筛与液基细胞学初筛的人群和结果比较

特征	高危型 HPV（$n = 183\,970$）n（%）	液基细胞学（$n = 394\,577$）n（%）	高危型 HPV 初筛与液基细胞学初筛相比 OR（95% *CI*）	
			未调整协变量	调整协变量[①]
年龄/岁				
24 ～ 29	35 085（19.1）	75 847（19.2）	NA	NA
30 ～ 49	105 365（57.3）	226 034（57.3）	NA	NA
50 ～ 64	43 520（23.5）	92 696（23.5）	NA	NA
IMD 十分位数				
1 ～ 5	93 001（50.6）	229 576（58.2）	NA	NA
6 ～ 9	90 969（49.4）	165 001（41.8）	NA	NA
筛检过程				
初筛阳性，需要进行其他检测	23 331（12.7）[②]	15 121（3.8）[③]	3.64（3.57 ～ 3.72）	3.90（3.81 ～ 3.98）
初筛后立即进行阴道镜检查	7 724（4.2）	15 117（3.8）	1.10（1.07 ～ 1.13）	1.14（1.11 ～ 1.17）
总阴道镜检查数[④]	12 559（6.8）	16 378（4.2）	1.69（1.65 ～ 1.73）	1.77（1.73 ～ 1.82）
组织学结果（初筛后立即进行阴道镜检查者，以及 12 和 24 个月后复查的对象）				
正常	6 284（3.4）	7 126（1.8）	1.92（1.86 ～ 1.99）	1.98（1.91 ～ 2.05）
CIN1 +	2 039（1.1）	2 780（0.7）	1.58（1.49 ～ 1.67）	1.71（1.62 ～ 1.82）
CIN2 +	4 156（2.3）	6 113（1.6）	1.47（1.41 ～ 1.53）	1.49（1.43 ～ 1.55）
CIN3 +	2 521（1.4）	3 833（1.0）	1.42（1.35 ～ 1.49）	1.44（1.36 ～ 1.51）
宫颈癌	101（0.1）	170（0.0）	1.27（1.00 ～ 1.63）	1.27（0.99 ～ 1.63）

NA：不适用；IMD 十分位数：IMD 是一种用于评估社会经济地位和多方面剥夺程度的指标，其十分位数数值越大，表示该地区的综合剥夺程度越大。

①：调整了年龄（岁）、IMD 十分位数和检测实验室。

②：高危型 HPV 阳性且进行了细胞学检查。

③：高危型 HPV 阳性且低级别磷状上皮内病变，或者高级别磷状上皮内病变。

④：按每名妇女计算 1 次，包括符合筛检建议和不符合筛检建议的阴道镜检查。

随访至 2017 年 5 月 31 日，共有 33 506 例在初筛和 3 年常规复查时均采用了高危型 HPV 检测，77 017 例 2 次均采用了液基细胞学筛检策略，2 075 例在初筛时采用了高危型 HPV 检测但在常规复查时采用了液基细胞学检查，9 434 例在初筛时采用了液基细胞学检查，而在常规复查时采用了高危型 HPV 检测。与液基细胞学检查相比，2 次均接受高危型 HPV 检测的妇女 CIN 发生风险降低（CIN2 +：OR 为 0.29，95% CI 为 0.22～0.38。CIN3 +：OR 为 0.14，95% CI 为 0.09～0.23）。结果见表 7-9。

表 7-9   在 3 年内进行常规复查的妇女随访结果比较

结果	初筛和常规复查接受相同筛检方案		高危型 HPV 检测与液基细胞学检查相比 OR（95% CI）	
	高危型 HPV（$N=33\,506$）n（%）	液基细胞学（$N=77\,017$）n（%）	未调整协变量	调整协变量[①]
筛检试验阳性	2 271 (6.8)	1 910 (2.5)	2.86 (2.69～3.04)	3.00 (2.82～3.20)
立即进行阴道镜检查	495 (1.5)	1 878 (2.4)	0.60 (0.54～0.66)	0.63 (0.57～0.70)
任何阴道镜检查	373 (1.1)	1 608 (2.1)	0.53 (0.47～0.59)	0.57 (0.51～0.64)
CIN2 +	61 (0.2)	541 (0.7)	0.26 (0.29～0.34)	0.29 (0.22～0.38)
CIN3 +	19 (0.1)	349 (0.5)	0.12 (0.08～0.20)	0.14 (0.09～0.23)
宫颈癌	0	15 (<0.1)	NA	NA

①：调整了年龄（岁）、IMD 十分位数和检测实验室。

（四）讨论

与液基细胞学初筛相比，采用高危型 HPV 初筛能使 CIN3 + 及宫颈癌的检出率分别增加约 40% 和 30%，即高危型 HPV 初筛的灵敏度更高。此外，高危型 HPV 检测能显著降低高级别 CIN

和宫颈癌的发生风险。研究期间未发现任何会引发女性担忧或阻碍大规模实施高危型 HPV 初筛策略的不良事件。因此，研究表明，在英国子宫颈癌筛检计划中采用高危型 HPV 初筛是可行的，且筛检间隔可以适当延长。

问题：

（1）该研究的筛检试验采用了什么样的研究设计？

（2）该研究的背景和目的是什么？

（3）该研究是否采用盲法对高危型 HPV 检测或液基细胞学检查与金标准进行独立的对比研究？

（4）该研究中筛检对象是否有代表性？病例是否包括了各型病例？是否包括有易混淆的疾病病例？

（5）在该研究的一系列试验中，正常值的确定是否合理可靠？

（6）根据该研究的结果，假设英国人群宫颈癌的患病率不变，那么在采用高危型 HPV 初筛策略后，预测值将会如何变化？

（7）除评价宫颈癌筛检试验的真实性外，你认为在全国开展的宫颈癌筛检项目还应该进行哪些评价？简述评价内容和指标。

（张彩霞　王琼）

实习八 传染病流行病学

【目的】 掌握传染疫情溯源分析思路及方法，掌握疫苗效果分析评价的方法，了解传播动力学模型。

【课题一】 SARS 流行概况及 SARS 溯源分析[①]

（一）背景知识

传染性非典型肺炎即严重急性呼吸综合征（SARS）是一种由 SARS 冠状病毒（SARS coronavirus，SARS-CoV）引起的急性呼吸道传染病，是 21 世纪人类遭遇的第一种引起世界范围内流行的新发传染病。根据 WHO 于 2003 年 9 月 29 日公布的疫情资料，全球共报告 SARS 临床诊断病例 8 098 例，死亡 774 例，病死率高达 9.6%。疫情波及了全球 29 个国家和（或）地区，其中以我国为重，共报告病例 7 429 例，死亡 685 例，分别占全球总数的 91.7% 和 88.5%，病死率达 9.2%。[②]

2003 年 1 月 2 日，广东省卫生厅接到河源市人民医院报告，该医院于 2002 年 12 月中旬收治了 2 名肺炎病例，因病情危重先后送广州军区广州总医院（现中国人民解放军南部战区总医院）和广州呼吸疾病研究所，但负责转诊的医生及收治医院内科的多名医务人员发生了肺炎，怀疑是军团菌等引起的肺炎，请求广东省卫生厅协助鉴别诊断和处理。2003 年 1 月 14 日晚，中山市疾病预防控制中心报告中山市发生多例急性呼吸道感染性疾病；

---

① ANON. 2002 – 2004 SARS outbreak. ［EB/ OL］. ［2023 – 03 – 27］. https：//en. wikipedia. org/wiki/2002% E2% 80% 932004_ SARS_ outbreak.

② CHEN Q，LIU Y W，WANG F L. A chronicle on the SARS epidemic. ［J］. Chinese law & government，2003，36（4）：12 – 15.

2003 年 1 月下旬，广州、佛山顺德区的多家医院出现聚集性不明原因肺炎病例。从 2002 年 11 月 16 日至 2003 年 2 月 9 日下午 3 点，广东省共发现 SARS 305 例（其中医务人员感染发病 105 例，死亡 5 例）。2003 年 2 月 26 日，越南河内官方报告 1 名 48 岁商人出现高热（体温 >38 ℃）、SARS 和呼吸衰竭症状。此病例 3 月 13 日死于香港，发病前有上海和香港旅居史。同年 3 月 4—10 日，中国香港威尔斯亲王医院和越南河内的医院报告有医护人员 SARS；3 月 14 日，WHO 又接到报告，加拿大安大略省 4 例患者、新加坡 3 例患者符合 3 月 12 日描述的 SARS 症状。之后，全球多个国家陆续报告了 SARS 病例，疫情在全球范围形成大流行。医务人员是此次疾病流行的最高危人群，当时该病病因难以确定，抗生素和抗病毒药物似乎无效，并且 SARS 可快速发展至呼吸衰竭，疫情严重。中国疾病预防控制中心和 WHO 等多个国家及国际卫生机构对此次疫情积极做出响应，派出流行病学、微生物学、病毒学等各方面相关专家，调查、研究、分析、处理此次疫情。

（二）流行概况

为了解、掌握 SARS 的流行过程与流行特征，并为制定预防控制对策和措施提供依据，广东省防治非典型肺炎科技攻关专题组彭国文等人对广东省 1 317 例 SARS 患者的个案资料进行了整理、统计分析。结果如表 8 - 1 至 8 - 4。

表 8 - 1　广东省传染性 SARS 发病地区分布

地区	发病人数	死亡人数	发病率/(1/10 万)	首例发病时间
广州	1 144	42	16.05	2003 - 01 - 03
深圳	44	1	3.33	2003 - 01 - 15
江门	31	2	0.81	2003 - 01 - 02
中山	28	0	2.08	2002 - 12 - 26
佛山	25	1	1.10	2002 - 11 - 16
河源	13	0	0.40	2002 - 12 - 10
肇庆	13	1	0.33	2003 - 01 - 17

地区	发病人数	死亡人数	发病率/(1/10万)	首例发病时间
惠州	7	0	0.25	2003 - 03 - 24
汕头	4	0	0.09	2003 - 03 - 23
汕尾	3	0	0.10	2003 - 03 - 21
东莞	1	0	0.06	2003 - 03 - 13
湛江	1	1	0.01	2003 - 03 - 30
韶关	1	0	0.03	2003 - 04 - 04
合计	1 317	48	1.72	2002 - 11 - 16

表 8-2　广东省 SARS 发病年龄、性别分布

年龄组/岁	男/人	女/人	不详/人	合计/人	构成比/%
0～9	25	16	—	41	3.11
10～19	34	36	—	70	5.32
20～29	123	227	3	353	26.80
30～39	152	155	3	310	23.54
40～49	98	101	3	202	15.34
50～59	64	58	1	123	9.34
60～69	45	47	1	93	7.06
≥70	42	37	—	79	6.00
不详	—	—	46	46	3.49
合计	583	677	57	1 317	100.00

表 8-3　广东省 SARS 死亡年龄分布

年龄组/岁	发病人数	死亡人数	病死率/%
0～9	41	1	2.4
10～19	70	1	1.4
20～29	353	2	0.6
30～39	310	5	1.4
40～49	202	10	5.0
50～59	123	7	5.7
60～69	93	11	11.8
≥70	79	11	13.9
不详	46	0	0
合计	1 317	48	3.8

表 8-4 广东省 SARS 发病职业分布

职业	病例数	构成比/%
医务人员	329	24.98
退休人员	142	10.78
干部职员	123	9.34
工人	108	8.20
待业人员	96	7.29
学生	96	7.29
商业服务人员	51	3.87
农民	27	2.05
教师	18	1.37
儿童	18	1.37
其他	96	7.29
不详	213	16.17
合计	1 317	100.00

在时间分布上，从 2002 年 11 月 16 日出现首例 SARS 患者开始至 2002 年 12 月下旬，发病处于低水平，共有 5 个市 22 例；2003 年 1 月发病人数开始上升，至 2 月上旬达到高峰，共 7 个市 576 例；之后大幅下降，2 月下旬后呈平稳的下降趋势。

1 317 例病例中，社区病例 988 例，占 75.0%；医院病例 329 例，占 25.0%。社区病例中属家庭聚集性病例有 205 例，占 20.7%；医院病例中属聚集性病例（有明确患者接触史）有 283 例，占 86.0%。1 317 例病例中属家庭和医院聚集性病例有 488 例，占 37.1%。

此外，还发现了一些重点病例。例如，SARS 患者 1，男，44 岁，广州人，病前身体健康，无不良嗜好。2003 年 1 月 22 日发病，先在区级中医院门诊就医，后在广州中山大学附属第二医院、中山大学附属第三医院、广州市第八人民医院住院，后治愈出院。经调查，可能被该患者传染发病的医务人员有 56 例，涉及 3 家医院。SARS 患者 2，男，72 岁，农民，汕头人。2003 年 2 月 26 日因糖尿病在广州中山大学附属第一医院急诊室留观，3

月 3 日转入该院内分泌科，3 月 6 日发热，3 月 21 日死亡，最后诊断为 SARS。与他有密切接触的人发生 SARS 6 例，其中患者亲属 4 例、医务人员 1 例、病友 1 例，发病时间在 3 月 12—19 日。

（三）溯源分析

为了解 SARS-CoV 病毒的来源、人群的易感性及是否存在隐性感染等问题，黄吉城等人对广东省不同人群的 SARS-CoV 血清 IgG 抗体分布情况进行了研究。结果如下（表 8－5 至表 8－7）。

表 8－5　广东省几种人群 SARS-CoV IgG 抗体阳性率比较

检测人群	检测份数	阳性份数	阳性率/%
社区健康人群	7 783	53	0.68
与 SARS 患者有密切接触史的医务人员	1 007	27	2.68
野生动物密切接触人群①	1 928	123	6.38
合计	10 718	203	1.89

①：野生动物密切接触人群与社区健康人群的 IgG 抗体阳性率有显著性差异（$\chi^2 = 281$，$P \leqslant 0.01$）。

表 8－6　广东省 SARS 流行地区与非流行地区几种人群
SARS-CoV IgG 抗体阳性率比较

检测人群	采样地区	检测份数	阳性份数	阳性率/%
社区健康人群	SARS 流行地区	5 431	44	0.81
	SARS 非流行地区	2 352	9	0.38
野生动物密切接触人群	SARS 流行地区	1 580	116	7.34
	SARS 非流行地区	348	7	2.01

在社区健康人群中，来自 SARS 流行地区和非流行地区的 IgG 抗体阳性率有显著性差异（$\chi^2 = 4.44$，$P < 0.05$）；野生动物密切接触人群中，来自 SARS 流行地区和非流行地区的 IgG 抗体阳性率有显著性差异（$\chi^2 = 13.57$，$P < 0.01$）。

表 8 - 7　广州等 16 市果子狸饲养场饲养人员、野生动物市场销售人员、
供应野生动物的酒楼的工作人员 SARS-CoV IgG 抗体阳性率比较

检测人群	检测份数	阳性份数	阳性率/%
果子狸饲养场饲养人员	123	4	3.25
野生动物市场销售人员	944	100	10.59
供应野生动物的酒楼的工作人员	861	19	2.21

果子狸饲养人员与野生动物市场销售人员的 IgG 抗体阳性率有显著性差异 ($\chi^2 = 6.67$, $P < 0.01$)。

为了解 SARS-CoV 的来源,何剑峰等人分析了广东省 13 个市的首发病例的流行病学特征、续发病例情况及各市首发病例之间的联系。13 例首发病例中,厨师 3 例,占 23% (3/13);干部、农民、退休人员、工人各 2 例,各占 15.4% (2/13);职员、商业人员各 1 例,各占 7.8% (1/13)。死亡 4 例,病死率为 30.8%。2003 年 1 月以前发生病例的佛山、中山、江门、广州、深圳等市首例病例之间均未能找到有流行病学意义的联系,河源的首发病例可能是在深圳感染的,肇庆的首例病例可能来源于广州(发病前 2 周到过广州,但无明确的同类病例接触史),但不排除本地感染的可能。3 月份以后报告病例的城市除东莞外,汕头的首发病例可追溯为在广州感染的,惠州、汕尾、湛江、韶关的首例病例均追溯其来源地为香港。到目前为止,广东省可追溯到的可能感染源全部分布在珠江三角洲和香港地区。对早期 135 例无明确同类病例接触史的社区散发病例进行分析,得到从事与动物相关职业者 11 例,占 8.14%。表 8 - 8 为广东省 13 市首例 SARS 病例的基本情况。

表 8 - 8　广东省 13 市首例 SARS 病例的基本情况

性别	年龄/岁	职业	发病时间	感染地	转归	同类病例接触史	动物接触史	密切接触者		
								人数	发病例数	
									二代	三代
男	45	村干部	2002 - 11 - 16	本地	痊愈	无	无	8	2	2

续表 8-8

性别	年龄/岁	职业	发病时间	感染地	转归	同类病例接触史	动物接触史	密切接触者		
								人数	发病例数	
									二代	三代
男	34	厨师	2002-12-10	深圳	痊愈	无	—	—	8	0
男	30	厨师	2002-12-26	本地	痊愈	无	无	—	4	0
男	26	工人	2002-12-21	本地	痊愈	无	无	—	0	0
男	49	干部	2003-01-02	本地	痊愈	无	无	—	7	0
男	46	职员	2003-01-15	本地	死亡	无	无	2	1	0
女	39	商业人员	2003-01-17	广州	痊愈	无	无	—	2	0
男	18	厨师	2003-03-10	本地	痊愈	无	无	—	0	0
女	54	工人	2003-03-12	广州	死亡	有①	—	—	3	6
男	84	退休人员	2003-03-13	香港	死亡	有②	—	—	6	0
女	58	农民	2003-03-21	本地	危重	有③	—	—	0	0
女	37	农民	2003-03-30	香港	死亡	有④	—	—	0	0
女	54	退休人员	2003-04-04	香港	好转	有⑤	—	32	0	0

①：其丈夫为 SARS 患者。

②：香港人。

③：由香港的亲戚传染。

④：发病前 1 天由香港探亲回湛江，其香港亲属已在香港确诊。

⑤：发病前 3 天从香港探亲回韶关，曾住香港淘大花园附近。

  广东省深圳市疾病预防控制中心与香港大学组成攻关小组，开展 SARS 溯源研究，追溯可能感染 SARS 的动物，并以野生动物为主要研究对象，集中锁定哺乳动物。在深圳某一活动物零售市场采集了包括果子狸、猪獾、黄猄、鼬獾、貉、海狸鼠在内的 25 只野生动物。从 6 只果子狸样本中分离到 3 株 SARS 样病毒，从 1 只貉样本中分离到 1 株 SARS 样病毒。对从果子狸样本中分离的 1 株 SARS 样病毒进行了基因全序列测定，并与人类感染的 SARS-CoV 进行比较分析。结果显示：果子狸 SARS 样病毒与人类 SARS-CoV 有 99% 以上的同源性。但从动物样本分离的病毒与从人身上分离的病毒存在明显的区别，即人 SARS-CoV 缺失了一段含有 29 个核苷酸的序列。表 8-9 为深圳某市场不同种类动物冠状病毒检测情况。图 8-1 为人与动物的类 SARS-CoV 全基因组比较。图 8-2 为人与动物的类 SARS-CoVS 基因核酸序列的系统发育分析（MEGA2 软件）。

表 8-9　不同种类动物冠状病毒检测情况

| 样本编号 | 动物类型（物种） | 病毒检测 | | | | 针对 SZ16 的中和抗体滴度 |
| | | RT-PCR | | 病毒分离 | | |
		鼻拭子	粪便	鼻拭子	粪便	
SZ 1	HPC	+[①]	+			ND
SZ 2	HPC	+	+			40
SZ 3	HPC	+	+	+[①]		40
SZ 4	HB					<20
SZ 5	B					<20
SZ 6	DC					ND
SZ 7	DC					<20
SZ 8	CH					ND
SZ 9	CH					<20
SZ 10	CM					<20
SZ 11	CFB					160
SZ 12	CFB					<20
SZ 13	RD		+		+[①]	≥640
SZ 14	CM					<20
SZ 15	B					<20
SZ 16	HPC	+	+	+[①]	+	<20
SZ 17	HPC			+		≥640
SZ 18	B					<20
SZ 19	CH					<20
SZ 20	CH					<20
SZ 21	DC					<20
SZ 22	DC					<20
SZ 23	HB					ND
SZ 24	HB					ND
SZ 25	HPC					ND

　　HPC，果子狸；HB，猪獾；RD，狸；B，海狸；CM，中国麂；DC，家猫；CH，华南兔；CFB，鼬獾；+，RT-PCR 或者病毒分离阳性；ND，没有做。RT-PCR，reverse transcription polymerase chain reaction，反转录聚合酶链反应。

　　①：对 PCR 产物或者病毒分离物进行了测序。

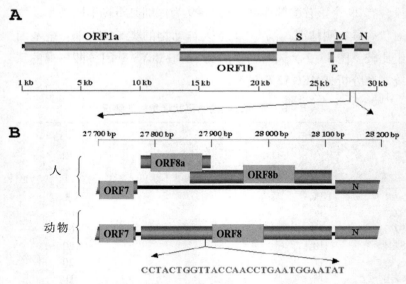

图 8-1　人与动物中发现的类 SARS-CoV 的基因结构（A）和
类 SARS-CoV 基因组序列的扩大示意（B）

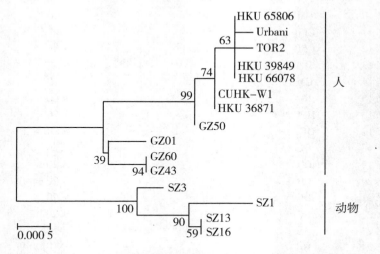

图 8-2　类 SARS-CoVS 基因核酸序列的系统发育分析

　　基于果子狸可能是此次疫情的传染源，涂长春等人在多个省市的多个市场、养殖场和野外环境采集了 103 只果子狸的血清样本，采用病毒中和试验（viral neutralization test，VNT）、免疫荧光分析（immunofluorescence assay，IFA）及免疫印迹法（west-ern blotting，WB）对样本进行抗体检测。以其中 1 个试验阳性则判定样本抗体阳性为标准，在 103 份样本中，17 份为阳性，总阳性率为 16.5%，再加上之前在广州鑫源活动物市场采集了 7 只果子狸样本，2 只为阳性，共 110 份样本，19 份为阳性。在广州鑫源活动物市场的 18 份样本中，有 15 份为阳性，阳性率为 83.3%。然而，每个养殖场的阳性率却均 ≤40%（从汕尾养殖场采集的 10 份样本，4 份为阳性；其他养殖场的样本均为阴性）。养殖场的平均阳性率约为 10%（4/38），且 4 份阳性样本的抗体滴度也小于市场的阳性样本。在野生动物救护中心采集了 9 只，2 只为阳性；而在广西一家养殖场采集了 15 只，全部为阴性。表 8 - 10 为 110 只果子狸血清样本 SARS-CoV 抗体检测结果。

表 8 – 10 果子狸血清样本血清学分析

样本例数	养殖场													市场		
	湖南		河南		广东									广东		
	长沙		洛宁		千官		韶关		汕尾			珠海		广州		
	VNT	IFA	VNT	IFA	VNT	IFA	VNT	IFA	VNT	IFA①	WB②	VNT	IFA	VNT	IFA①	WB②
1	—	—	—	—	NA	NA	—	—	10			—	—	10	+++	+++
2	—	—	—	—	—	—	—	—	10	+	+	—	—	640	++	++++
3	—	—	—	—	NA	NA	—	—	—			—	—	CONT	+++	+++
4	—	—	—	—	—	—	—	—	—			—	—	20	+++	+++
5	—	—	—	—	—	—	—	—	40	+/-	+	—	—			
6	—	—	—	—	—	—	—	—	20			—	—	30	++	+++
7	—	—	—	—	—	—	—	—	—			—	—			
8	—	—	—	—	—	—	—	—	—			—	—	10	++	+++
9	—	—	—	—	—	—	—	—	—			—	—			+
10	—	—	—	—	—	—	—	—	—			—	—			
11	—	—	—	—	—	—	—	—	—			—	—	10	++	++++
12	—	—	—	—	—	—	—	—	—			—	—	NA	NA	NA
13	—	—	—	—	—	—	—	—	—			—	—	20	++	++++
14	—	—	—	—	—	—	—	—	—			—	—	30	++	++++
15	—	—	—	—	—	—	—	—	—			—	—	NA	NA	NA

续表 8-10

样本例数	养殖场													市场		
	湖南		河南		广东									广东		
	长沙		洛宁		千官		韶关		汕尾			珠海		广州		
	VNT	IFA	VNT	IFA	VNT	IFA	VNT	IFA	VNT	IFA①	WB②	VNT	IFA	VNT	IFA①	WB②
16	—	—	—	—										10	++	++++
17	—	—	—	—										10	+++	++++
18	—	—												10	++	++++
19														240	+++	++++
20														60	+++	++++
21																
22																
23																
24																
25																
26																
27																
28																
29																
30																

NA：由于样品在运输或储存过程中损坏或丢失而未被检测。

①：+表示阳性信号强度，+/-表示弱阳性，+++表示最强的观察信号。

②：+表示阳性信号强度，++++表示最强的观察信号。

一些学者对果子狸是 SARS-CoV 的自然宿主仍然存在疑问，于是将目标锁定在多种人兽共患病毒的自然宿主——蝙蝠——身上。石正丽团队从广东、广西、天津、湖北采集了 408 只蝙蝠，代表 3 个科、6 个属和 9 个种类。收集了蝙蝠的粪便、血液和咽拭子进行抗体检测及全基因组测序。发现蝙蝠中的冠状病毒与 SARS-CoV 的同源性为 92%，且蝙蝠中的冠状病毒遗传变异性比之前分析的 SARS-CoV 明显较大，SARS-CoV 可能是蝙蝠中 SARS 样病毒的一种。表 8-11 为蝙蝠样本 SARS-CoV 抗体和 N 蛋白与 P 蛋白基因 PCR 检测结果。图 8-3 为 SARS-CoV P1b 蛋白和 S 蛋白氨基酸序列的系统发育树。图 8-4 为 SARS-CoV N 蛋白、ORF10 蛋白和 S1 蛋白氨基酸序列的系统发育树。

流行病学实习教程

表 8 - 11　不同地区、不同种类蝙蝠 SARS-CoV 抗体检测
和 N 蛋白与 P 蛋白基因 PCR 扩增结果

时间	样本来源地	蝙蝠物种	抗体检测阳性/总体（%）粪便拭子	PCR 检测阳性/总体（%）呼吸道拭子	
3 月 4 日	广西南宁	棕果蝠	1/84（1.2%）	0/110	ND
	广东茂名	棕果蝠	0/42	0/45	ND
		犬蝠	0/17	0/27	ND
7 月 4 日	广西南宁	棕果蝠	ND	0/55	0/55
	天津	大足鼠耳蝠	ND	0/21	0/21
11 月 4 日	湖北宜昌	小菊头蝠	ND	0/15	
		马铁菊头蝠	0/4	1/8（12.5%）	
		大耳菊头蝠	5/7（71.0%）	1/8（12.5%）	
		中华山蝠	0/1	0/1	
		长翼蝠	0/1	0/1	
		鼠耳蝠	0/1	0/1	
12 月 4 日	广西南宁	棕果蝠	1/58（1.8%）	ND	
		皮氏菊头蝠	13/46（28.3%）	3/30（10.0%）	
		小菊头蝠	2/6（33.3%）	0/6	

ND：因为样本质量差或者不能从个别动物身上获得样本而没有确定检测结果。

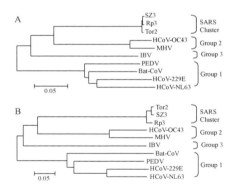

图 8 - 3　基于 P1b 蛋白（A）和 S 蛋白（B）的氨基酸
序列系统发育树

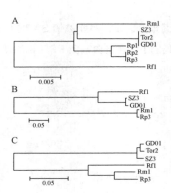

图8-4 N蛋白（A）、ORF10蛋白（B）和S1蛋白（C）
基于推导基因片段推导出的氨基酸序列构建的系统发育树

以石正丽团队为主的研究发现，蝙蝠才是SARS-CoV的自然宿主。

问题：

（1）面对一种新发传染病，如何进行溯源分析？首例病例的流行病学特征调查有什么意义？如何进行病毒基因进化分析？

（2）考虑可以用哪些方法了解SARS-CoV的感染谱，探讨感染谱对传染病防控有什么意义。

（3）根据SARS的流行特征，推测可能影响SARS流行的因素。

（4）果子狸和蝙蝠在SARS流行过程中可能扮演的角色是什么？它们是自然宿主的可能性大吗？为什么？

（5）如何推测、探索病毒的自然宿主？

【课题二】肠道病毒71型灭活疫苗流行病学效果评价

（一）研究背景

手足口病是常见的儿童传染病，5岁以下儿童普遍易感。该病由肠道病毒引起，其中导致重型手足口病的多为肠道病毒71

型（enterovirus 71，EV71）。我国 2016 年上市 EV71 型灭活疫苗，在此之前，Ⅰ、Ⅱ、Ⅲ期临床试验结果显示该疫苗具有良好的安全性和保护效果。因此，在疫苗上市后，有必要进一步开展该疫苗在实际应用中的效果评价。该疫苗基础免疫程序为 2 剂次，间隔 1 个月。

检测－阴性设计目前广泛应用于流感疫苗的评价，该设计是传统病例对照研究的一种变体。在这种研究设计中，根据一定的标准纳入研究对象，采集研究对象的生物样本进行实验室检测，依据检测结果将研究对象分为病例组和对照组，计算比值比（*OR*），以比较 2 组之间的疫苗接种率进而估计疫苗效果（vaccine effectiveness，VE）。

计算公式为：

$$VE = 1 - OR$$

（二）研究资料与方法

为研究 EV71 型灭活疫苗的保护效果，某研究者从医院招募了 1 792 名 6～71 月龄的手足口病儿童。采集儿童咽拭子，应用 RT-PCR 方法检测肠道病毒型别，根据检测结果分为 EV71 阳性组和 EV71 阴性组。同时回顾性收集儿童 EV71 型灭活疫苗接种史，根据接种情况分为接种组和未接种组，其中，接种组根据是否按规程完成接种分为完全接种组（接种两针）和部分接种组（接种一针）。结果见表 8 – 12。

表 8 –12 EV71 型灭活疫苗效果评价

单位：人

检测结果	完全接种组	部分接种组	未接种组
EV71 阳性组（*N* = 234）	3	6	225
EV71 阴性组（*N* = 1 558）	164	103	1 291

问题：

（1）分组计算表 8 - 12 中的 *VE*（完全接种组 vs. 部分接种组 + 未接种组，完全接种组 + 部分接种组 vs. 未接种组）。

（2）实际计算疫苗效果时，还应调整哪些因素以避免混杂？说明理由。

（3）除了检测 - 阴性设计，还有什么其他的研究设计可应用于疫苗流行病学效果评价？以 EV71 型灭活疫苗效果评价为例，阐述设计思路。

（4）疫苗保护率和疫苗效果指数的计算公式是什么？阐述其意义。

（5）比较本课题研究设计和随机对照试验设计在疫苗效果评价应用方面的优缺点。

【课题三】 传播动力学模型介绍

（一）SIR 模型介绍

人群流动频繁的现代，传染病可在全国甚至全球范围内形成大流行。传染病预测模型依据现有的监测数据或其他数据，构建预测模型，预测传染病发病趋势并及时预警，对传染病防控具有重要意义。目前应用于传染病预测的模型主要有：传播动力学模型、时间序列模型、马尔科夫模型等。本课题对经典的传染病预测模型——传播动力学易感—传染—治愈（susceptible-infected-recovered，SIR）模型——进行介绍。

SIR 模型适用于患者在治愈后获得终身免疫的传染病，且人群的人口始终保持一个常数，不考虑人口的出生、死亡、流动等种群动力因素。

SIR 模型将传染病流行范围内的人分为三类：易感者（susceptibility，S），即未感染人群，缺乏对该病的免疫力，病原体侵入后可能发病；现患者（infective，I），这部分人群具有传染性，可感染易感人群；移出者（removed，R），指病愈后获得对该病免疫力的人群。

模型基于以下假定：

（1）现患者与易感者接触必然具有感染的可能，有效接触率为 β，即每个患者单位时间接触的易感者比例。

（2）单位时间内，病愈的人数与现患者的数量呈正比，治愈率为 γ。

$$\boxed{S} \xrightarrow{\beta SI} \boxed{I} \xrightarrow{\gamma I} \boxed{R}$$

则 SIR 模型表示为：

$$\begin{cases} \dfrac{\mathrm{d}S}{\mathrm{d}t} = -\beta SI \\[2mm] \dfrac{\mathrm{d}I}{\mathrm{d}t} = \beta SI - \gamma I \\[2mm] \dfrac{\mathrm{d}R}{\mathrm{d}t} = \gamma I \end{cases} \tag{1}$$

由方程组（1）中前两式消除 $\mathrm{d}t$，令 $\sigma = \dfrac{\beta}{\gamma}$，得：

$$\begin{cases} \dfrac{\mathrm{d}I}{\mathrm{d}S} = \left(\dfrac{1}{S\sigma} - 1 \right) \\[2mm] I\big|_{s=s_0} = I_0 \end{cases} \tag{2}$$

因此：

$$\mathrm{d}I = \left(\dfrac{1}{S\sigma} - 1 \right)\mathrm{d}S \Rightarrow \int_{I_0}^{I} \mathrm{d}I = \int_{S_0}^{S} \left(\dfrac{1}{S\sigma} - 1 \right)\mathrm{d}S \tag{3}$$

利用积分特性得出解为：

$$I = \left(S_0 + I_0 \right) - S + \dfrac{1}{\sigma}\ln\dfrac{S}{S_0} \tag{4}$$

$S(t)$、$I(t)$ 的求解较为困难，一般利用相轨线分析解析方程（4）的性质。相轨线即在横轴为 S（易感人群）、纵轴为 I（现患者）的坐标轴内绘制轨迹线，并结合箭头表示 $S(t)$ 和 $I(t)$ 随时间 t 增加的变化趋势。将 S、I、R 单位化，也就是 S、I、R 分别代表易感人群、现患者、移出者占总人数的比例。轨

迹线的变化范围为 D，也就是轨迹线的定义域为 $D = \{(S, I) \mid S \geqslant 0, I \geqslant 0, S + I \leqslant 1\}$。绘制出的相轨线如图 8 – 5 所示。由图 8 – 5 可以看出，$P_1: S > \frac{1}{\sigma}$ 时，$I(t)$ 先增加后降至 0，即传染病出现蔓延，病例数先增加，达到峰值后，病例数下降；$P_2: S < \frac{1}{\sigma}$ 时，$I(t)$ 单调降至 0，即传染病不蔓延，病例数逐渐下降。

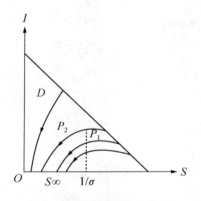

图 8 – 5　SIR 模型的相轨线

基本再生数（R_0）表示在发病初期，当所有人均为易感者时，一个患者在其平均患病期内所传染的人数。β 为有效接触率，γ 为治愈率，则 $\frac{1}{\gamma}$ 表示平均移出时间，也就是平均患病期。故 $R_0 = \frac{\beta}{\gamma} S_0 = \sigma S_0$。

当 $R_0 < 1$，即 $S_0 < \frac{1}{\sigma}$ 时，传染病不会流行，现患者数量单调下降而趋向于 0；当 $R_0 > 1$，即 $S_0 > \frac{1}{\sigma}$ 时，传染病发生流行，现患者数量将先增加，再逐渐减少。基于此采取有针对性的措施：

（1）提高 $\frac{1}{\sigma}$，即降低 $\sigma = \frac{\beta}{\gamma}$。人们的卫生水平越高，$\beta$ 越小；医疗水平越高，γ 越高，因此可通过提高卫生水平和医疗水平控制传染病的蔓延。

（2）降低 S_0，即减少易感人群。可通过疫苗接种等方式提高群体的免疫水平，降低 S_0。

（二）SIR 模型在成人麻疹暴发疫情中的应用示例

（1）背景介绍。某县纺织集团工业园暴发成人麻疹疫情，共计发病 264 例，持续 79 天，每天新增发病例数如图 8 − 6 所示。园区短期内无人员迁入、迁出，无出生、死亡等种群动力学因素，适合采用 SIR 模型对其疫情进行数学模拟。

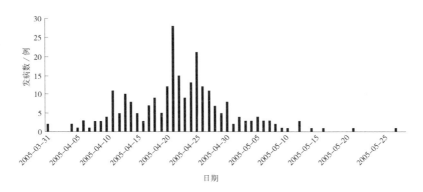

图 8 − 6　某县纺织集团工业园麻疹暴发每天实际新发病例数

（2）参数识别。第一天发病人数为 3 人，即初期患者数 $I_0 = 3$。根据文献报道，麻疹的平均恢复期为 8.5 天，则 γ 取 0.117。我国实行麻疹疫苗的全面接种，然而疫苗有效率未能达到 100%，故易感人群初始值纳入未知参数参与估计。在麻疹暴发期间的最后 19 天，发病数较少，选取前 60 天的发病数据参与参数估计。运用 MATLAB 软件，采用马尔科夫链蒙特卡洛算法对 S_0、β 进行估计，计算得到 $\beta = 0.001\,06$，$S_0 = 327$。图 8 − 7 为拟合发病数与实际情况的对比图，由图可看出拟合效果较好。

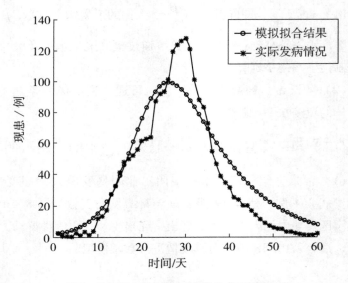

图 8 - 7　拟合效果和实际发生病例数对比

> **问题：**
>
> （1）结合 SIR 模型的适用情况，说明为什么 SIR 模型可以应用于麻疹暴发疫情的估计。
>
> （2）计算基本再生数（R_0），并以此判断此次麻疹疫情的发展趋势。

（张定梅　徐仲之）

实习九　突发事件流行病学

【目的】 掌握突发公共卫生事件基本调查方法、步骤及资料分析方法，了解实验室生物安全相关管理规定。

【课题一】 突发公共卫生事件的暴发调查[①]

2016 年 4 月 14 日，浙江省衢州市某幼儿园多人出现腹泻，原因不明。为查明事件起因和疫情波及范围，并时采取相应措施控制疫情蔓延，衢州市疾病预防控制中心立即对该起事件开展现场流行病学调查。

（一）核实诊断

初步调查结果如下：该幼儿园有 4 个年级 8 个班级，共 252 名学生、28 名教职工。有 1 个食堂，只供应全校师生午餐。生活用水为全市自来水统一供水；饮用水为锅炉房电烧开水，饮用水经桶中降温后，学生用自带茶具饮用，教职工用自带水杯盛装。2016 年 4 月 13 日 19:00，幼儿园出现首例腹泻病例，截至 14 日 24:00 共发现 13 例疑似病例。首发病例张某，女，51 岁，食堂员工，因腹泻伴下腹部疼痛到附近诊所就医，经抗生素输液治疗后好转。

（二）病例定义

疑似病例：2016 年 4 月 12 日以来，幼儿园学生和教职工中

---

① 徐春风，郑灿杰，严晓莉，等. 一起幼儿园食物中毒事件调查 [J]. 预防医学，2018，30（6）：618－620.

出现腹痛、腹泻（≥3 次/天）者。

（三）描述性分析

（1）流行病学调查。设计聚集性疫情信息登记表和调查问卷，通过幼儿园负责人协助收集教职工发病情况，通过班主任协助收集班级发病情况。对收集到的所有疑似病例进行个案调查，收集病例个人信息、就诊信息、临床表现和 4 月 12 日以来的饮食情况。比较暴露组和非暴露组的发病率，分析暴露因素与发病的相关性。

（2）临床表现。13 例疑似病例症状均较轻，均无发热。临床表现包括腹泻 13 例，占 100.00%；腹痛 12 例，占 92.31%；腹胀 3 例，占 23.08%；乏力 3 例，占 23.08%；头痛头晕 1 例，占 7.69%。每天腹泻次数最少 2 次，最多 9 次，中位数为 4 次；粪便性状以墨绿色和黄色稀便为主，各 5 例，各占 38.46%，其余 3 例病例均描述为稀便。

（3）时间分布。首例病例出现在 13 日 19:00，随后病例数逐渐增加，末例病例出现在 14 日 4:30，发病中位时间为12:30，病例发病时间分布见图 9-1。

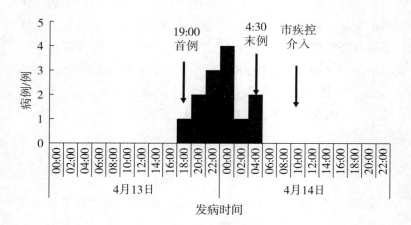

图 9-1　某幼儿园食物中毒发病时间分布

（4）人群分布。13 例病例均为教职工，教职工罹患率为
46.43%（13/28）；252 名学生未发生类似症状。教职工和学生
之间罹患率的差异有统计学意义（$P < 0.001$）。男性发病 3 例，
罹患率为 60.00%（3/5）；女性发病 10 例，罹患率为 43.48%
（10/23）。男女罹患率差异无统计学意义（$P = 0.639$）。

（四）危险因素分析

采用 WHO 推荐方法估计可疑餐次，以首末发病时间间隔代
替平均潜伏期，从发病时间中位数往前推可疑暴露时间，前后各
保留至少 1 个餐次。该起疫情平均潜伏期为 11.5 小时，首次发
病为 13 日 19：00，可疑餐次为 13 日食堂午餐。教职工午餐食谱
为卤牛肉、酱爆茄子、黄瓜炒蛋和水煮虾（部分人员食用，为
学生剩余菜），因学生未发病，排除水煮虾，对卤牛肉、酱爆茄
子和黄瓜炒蛋暴露与人员发病情况（其中 1 名食堂工作人员失
联，故仅调查 27 人）进行分析。结果显示，本次食物中毒与食
用卤牛肉存在统计学关联（$P < 0.001$）（表 9 - 1）。

表 9 - 1   某幼儿园食物中毒可疑危险因素分析结果（$n = 27$）

食品	食用情况	发病例数	未发病例数	P 值[①]
卤牛肉	食用	13	4	< 0.001
	未食用	0	10	
黄瓜炒蛋	食用	11	9	0.385
	未食用	2	5	
酱爆茄子	食用	11	8	0.209
	未食用	2	6	

①：表示采用 Fisher 确切概率法。

（1）实验室检测。采集幼儿园的饮用水样品、患者粪便和
肛拭子标本、食物留样样品（卤牛肉、酱爆茄子、黄瓜炒蛋、
水煮虾），由衢州市疾病预防控制中心微生物检验科对水和食物
样品开展大肠杆菌、沙门菌、金黄色葡萄球菌检测，对患者粪便
和肛拭子标本开展诺如病毒、沙门菌和金黄色葡萄球菌检测。

（2）实验室检测结果。采集食堂留样食品和水样共 6 份，其中食堂用水和饮用水各 1 份，卤牛肉、酱爆茄子、黄瓜炒蛋和水煮虾各 1 份，大肠杆菌、沙门菌、金黄色葡萄球菌检测均为阴性。采集患者粪便标本 4 份和肛拭子标本 7 份，诺如病毒、沙门菌和金黄色葡萄球菌检测均为阴性。

（3）可疑病因推断。该起疫情的平均潜伏期为 11.5 小时，患者临床表现均无发热，以腹泻、腹痛为主，可疑食物为卤牛肉，与产气荚膜梭菌 A 型所致的食物中毒表现（多为肉类食品引起。潜伏期约 10 小时。临床表现为腹痛、腹胀、水样腹泻；无发热，无恶心呕吐）一致。怀疑该幼儿园食物中毒疫情的致病菌为产气荚膜梭菌。

（五）现场卫生学调查

食堂食品加工场所布局流程基本合理，砧板、菜刀等生熟分开，但加工工具的清洗消毒设置不到位。食堂共有 2 名工作人员，均有健康证。食品原料均来自衢州市某公司，13 日的卤牛肉于当天 7:00 和其他菜一起配送到幼儿园食堂，单独置于塑料袋中，9:00 左右由食堂工作人员切配，中午就餐前未再进行加热处理。

（六）讨论

产气荚膜梭菌广泛分布于人畜粪便、土壤、污水等外环境中，可产生多种侵袭性酶，并有荚膜，具有强大的侵袭力。根据其产生外毒素的种类差别，可将产气荚膜梭菌分成 A 型、B 型、C 型、D 型、E 型共 5 个型。其中对人致病的主要是 A 型和 C 型，A 型最为常见，可引起气性坏疽和食物中毒；C 型可引起坏死性肠炎；其他型别只在动物中引起腹泻及肠炎。某些 A 型菌株能产生肠毒素，食用被其污染的食物后，可引起食物中毒，发生腹痛、腹泻、便血等症状。产气荚膜梭菌食物中毒有明显的季节性，以夏季、秋季为多，引起中毒的食品以畜肉、鱼和禽肉类及植物蛋白质性食品为主。由本菌污染的引起中毒的食品无色、香、味等感官的明显变化，即无腐败变质现象，引起中毒的食品中产气荚膜梭菌的数量一般都超过 105 CFU/g。芽孢杆菌对环境的适应性很强，被产气荚膜梭菌污染的食品原料即使在加工过程中加热，但其芽孢如果没有被完全杀灭，在适宜条件下可萌发。加工后的食品在较高温度下长时间缓慢冷却，食用前没有再加热就可能引起食物中毒。产气荚膜梭菌属于厌氧菌，该菌的培养与鉴定是食品检验方面的一个难点，衢州市疾病预防控制中心也因无相应的检测试剂盒导致未能检出此病原菌。今后为更好地处置类似疫情，建议配置相应检测试剂或建立检测合作单位，强化市级疾病预防控制中心的检测能力。

　　本起疫情发病时间曲线符合点源暴露模式，病例之间无相互传染现象，说明此次发病是由某一餐次暴露所致；根据平均潜伏期约 11.5 小时和教职工早、晚餐未在食堂食用，可判断危险餐次是 13 日食堂午餐；历史性队列研究显示卤牛肉为危险因素。病例临床表现、平均潜伏期及易污染食品等结果均与产气荚膜梭菌引起的食物中毒情况一致，但由于受试剂限制，未能开展产气荚膜梭菌检测进行确认。综上因素，结合《食物中毒诊断标准及技术处理总则》（GB 14938—1994），判断该疫情为一起食用被污染的卤牛肉引起的食物中毒，危险餐次为 4 月 13 日的食堂午餐，可疑食物为卤牛肉，可疑致病菌为产气荚膜梭菌。

　　卫生学调查发现，尽管该食堂加工场所布局流程基本合理，但卫生条件一般，加工工具的清洗消毒不到位，说明该食堂的日常餐饮卫生管理工作存在不足和疏漏。此外，熟制品的储藏及冷却过程是产气荚膜梭菌繁殖增长的重要阶段，而本次幼儿园食堂对卤牛肉未进行冷藏处理，中午就餐时未进行充分加热可能是引发此次食物中毒事故的主要原因。这提示学校食堂是群体性食物中毒事故多发地带，应加强监督管理。

问题：

（1）若派你去处理疫情，你需要做哪些准备工作？

（2）到现场后，需要做哪些方面的调查，为什么？

（3）如何进行病例定义？它和临床诊断标准有什么区别？

（4）进行描述性分析的意义是什么？可从哪些方面进行描述？

（5）可以用哪些流行病学设计方法进行危险因素分析？进行危险性分析的意义是什么？

（6）实验室检测在暴发调查中的作用是什么？可从哪些方面提高实验室检测结果的准确性？

（7）进行现场卫生学调查的意义是什么？你认为引起此次疫情暴发的主要原因有哪些？

【课题二】 相关的实验室生物安全

H7N9 禽流感病毒属于甲型流感病毒中的一种亚型，可引发人类急性呼吸道感染，病情进展到后期时可并发多种严重疾病。该病毒传染源尚未确切证实，可能为携带 H7N9 禽流感病毒的禽类（实验室从确诊病例密切接触的禽类分泌物和排泄物中检出多株 H7N9 阳性病毒）；传播途径：可能是经呼吸道、密切接触感染禽类的分泌物或排泄物等途径传播，或通过接触病毒污染的环境传播至人，不排除有限的非持续的人传人。

自从 2013 年 3 月 31 日在上海和安徽两地率先发现病例以来，截至 2017 年 1 月 22 日，我国共有 19 个省份累计报告 H7N9 病例 1 000 余例，死亡逾 400 例，病死率高达 40％ 左右。人感染 H7N9 禽流感危害程度大，重症患者预后差、病死率高，且病毒可能发生变异而具备人际间的传播能力，其危害水平将急速提高。在传染源和传播途径等诸多因素不能明确的情况下，对 H7N9 禽流感病毒生物安全管理的若干问题进行初步探讨，对强化生物安全、防范实验室内部感染和交叉感染具有重要意义。

1. 实验室生物安全管理的内容

（1）危害评估。H7N9禽流感病毒实验室核酸检测之前必须组织专业人员进行危险评估，评估的基本内容应包括：标本中可能存在的致病生物因子，致病生物因子的传播方式、感染性与致病性、对各种物理化学因子的敏感性、人体剂量反应和危害程度，以及实验室的功能定位、涉及的人员、具体操作方法和过程等。根据评估结果确定相应的防护级别。

（2）生物安全管理综合措施。加强管理，制定并健全与之相适应的生物安全管理制度，应包括：实验室安保和准入，标准化操作规程，仪器使用和维护，实验室人员培训和考核，样本采集、运输与保存，实验室消毒和医疗废弃物处理，阳性标本保存和处理，意外事故处理和报告，实验室人员健康体检等。

（3）生物安全设施和防护。配备开展H7N9禽流感病毒核酸检测的各个功能区和主要设备，按防护要求进行个体着装，严格按照标准操作规程从事各类活动。

以中山大学中山医学院生物安全三级实验室进入程序为例。

进入实验室及更换防护装备的程序：

A. 到监控室确认实验室内部设施符合正常的工作条件。在"实验人员进出登记表"处填写进出实验室记录。

B. 在实验室门厅用磁卡刷卡后输入个人密码，打开前室的门，进入前室；在鞋柜旁脱掉个人鞋袜，将个人鞋袜放入鞋柜内；从鞋柜内拿出第一更衣室拖鞋穿上；可将个人物品锁入前室中分隔的铁柜内。

C. 在前室完成准备工作后，打开第一更衣室防护门，进入第一更衣室。

D. 在第一更衣室换下普通工作服，脱掉个人外衣裤，放在挂钩上，可保留最内层的个人衣裤。在第一更衣室穿上第一更衣室防护服。首先选择适合的第一更衣室防护服，检查确认无任何破损，穿上第一更衣室上衣，系好领口系带，再从背后系好腰部系带，穿上第一更衣室裤子，上衣下摆扎入裤内，系好衣裤腰部的松紧带。

E. 抬头观看第二更衣室门上的压力表，显示压力为 −5 Pa 时，方可通过淋浴间进入第二更衣室（若出实验室，无须淋浴便可直接进入）。从第二更衣室开始，房间开始有负压，第二更衣室的负压为 −5 Pa。在淋浴间放置好个人换洗的内层衣物后进入第二更衣室，淋浴间的 3 个门（通往第一更衣室及男女第二更衣室的门）之间设电磁闭锁（工作人员进入淋浴间开启电磁闭锁按钮后 3 个门均不能打开）。

F. 戴 N95 口罩（图 9 − 2）。仔细查看口罩包装盒上的生产厂家、口罩规格和型号是否正确。确定正确后，去掉包装，取出口罩，检查口罩是否完好。将口罩上的两根橡筋拉松，以金属鼻夹向上将口罩套上口鼻，先拉开口罩下面一根橡筋穿过头顶挂于颈部，再把上面一根橡筋穿过头顶斜挂于头部，口罩须遮住整个口鼻部。面对穿衣镜，用手指捏金属鼻夹检查是否夹紧，然后用手掌从下往上压住口罩两旁并深呼吸以检查口罩是否漏气。

用手托住口罩，使鼻夹位于指尖，让头带自然垂下。

使鼻夹朝上，用口罩托住下巴。将上头带拉过头顶，下头带放在颈后耳朵以下的位置。

将双手指尖放在金属鼻夹顶部，用双手一边向内按压，一边向两侧移动，塑造鼻梁形状。

在进入工作区域之前，使用者必须检查口罩与脸部的密合性。若感觉没有漏气，便可进入工作区工作。

图 9 − 2　N95 口罩穿戴图示

G. 检查一次性医用橡胶手套是否完好无损。取出新手套，打开手套口，使手套内聚些空气，然后把手套口闭合，形成一个囊泡。轻捏一下手套囊泡的中部，气体不能泄漏，则证明手套不漏气。

H. 戴上完好无损的一次性医用橡胶手套，将防护服袖口扎入手套内，并用固定带固定在防护服上。（图9-3）

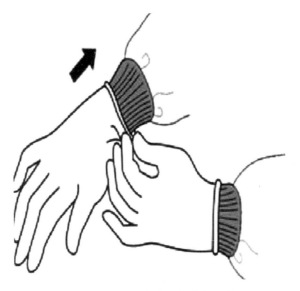

图9-3　医用橡胶手套穿戴示意

I. 换下第一更衣室拖鞋，选择适合自己的生物安全三级实验室专用橡胶靴，确定完好后便可穿戴，然后试走几步，若行走稳当，套上布制长鞋套并系紧。

J. 戴一次性工作帽，将所有头发压入帽内。然后穿第二更衣室防护服。选择适合自己的型号，仔细查看包装上的生产厂家、规格和型号是否正确。拉开衣服拉链，先穿裤腿，将上半身衣服向上拉至腰部，再穿衣袖，将防护服帽戴上头部至前额。拉好衣服拉链，拉紧防护帽的系绳或粘胶，系（粘）好并收紧帽口，尽可能地遮住额头及面部。系紧防护服裤腿。

K. 必要时加穿一次性橡胶鞋套。

L. 戴护目镜。检查护目镜（图9-4）是否完好，若有脱胶、开裂、配件失落、橡胶松弛现象，则不得使用。护目镜的固定橡胶带应压住第二更衣室防护服的帽子，戴的过程中注意护目镜应压在鼻梁上。（图9-5）

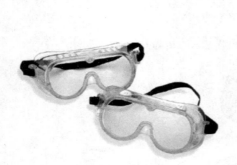

图9-4　护目镜

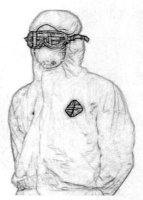

图9-5　护目镜穿戴示意

M. 与上述第一层手套的穿戴程序一样，戴上第二层完好无损的一次性医用橡胶手套，将第二更衣室防护服袖口扎入手套内，并用固定带固定在防护服上。

N. 面对镜子检查口罩、防护服帽及护目镜，应遮住眼睛、头部、面部、颈部等的所有皮肤及器官。

O. 检查确认防护装备全部穿戴完毕后，抬头观看缓冲间Ⅰ门上的压力表，显示压力为 -15 Pa 时，方可进入缓冲间Ⅰ。缓冲间Ⅰ门与准备间的门之间设互锁。

P. 进入缓冲间Ⅰ后，首先抬头检查准备间门上方的压力表，显示为 -30 Pa 时方可进入准备间。

Q. 在缓冲间Ⅰ带上上一次实验后留下的防护装备，拉开准备间的门，进入准备间，将上次换下的防护装备放入双扉高压蒸汽灭菌器内处理（注：依照双扉高压蒸汽灭菌器灭菌标准操作规范操作）。

R. 本实验室系统有 3 个核心实验室，分别为可进行细胞培养等实验的 BSL‑3 实验室Ⅰ、BSL‑3 实验室Ⅱ，以及可进行小动物实验的 ABSL‑3 实验室。3 个实验室的负压分别为 ‑60 Pa、‑60 Pa 和 ‑70 Pa，相应进入各自实验室前的缓冲间Ⅱ、缓冲间Ⅲ和缓冲间Ⅳ的负压分别为 ‑45 Pa、‑45 Pa 和 ‑50 Pa。因此，在进入准备间后按安排进入指定的核心实验室前，应检查各自实验室前的缓冲间门上方压力表的压力显示是否正常，并可透过门上玻璃观察窗检查核心实验门上方的压力表。缓冲间的门与核心实验室的门为互锁门，只能开启其中一道门以维护负压梯度，但在紧急情况下可按下门内、外门旁墙壁上的紧急开关同时开启两道门。

S. 压力正常时进入核心实验室前，开启准备间"工作中"指示按钮，此时指示按钮灯、准备间门上方绿色的"工作中"指示牌和相应监控室绿色的"工作中"指示灯均点亮。然后旋动缓冲间门把手，进入相应缓冲间。关闭缓冲间的门，观察核心实验室门上方的压力表，压力显示正常时旋动主实验室门把手，进入相应的核心实验室。

T. 进入核心实验室后，开始工作前，首先开启实验室"工作中"指示按钮，此时指示按钮灯、相应缓冲间门上方绿色的"工作中"指示牌和监控室相应绿色的"工作中"指示灯均点亮。然后把上次工作完毕时放置于实验室内高压锅里经高压灭菌处理后的废弃物取出，放到核心实验室和准备间之间的传递窗内，打开紫外灯消毒。

U. 使用安全柜工作时，再戴一层乳胶手套。工作时，一般情况可通过对讲系统、电话等与监控室交流，出现紧急情况可按下紧急报警按钮并通过对讲系统、电话等通知监控室人员。

2. 实验室生物安全级别

（1）H7N9 禽流感病毒暂未被录入《人间传染的病原微生物名录》（国卫科教发〔2023〕24 号），根据现有情况进行风险评估，疑似病例未经培养的临床样本可在生物安全二级实验室的生物安全柜内分装、灭活、提取核酸，个人防护措施也应达到相应标准。

（2）人感染 H7N9 禽流感病毒的分离培养和动物感染实验应在生物安全三级实验室进行。

3. 实验室布局

人感染 H7N9 禽流感病毒核酸检测实验室应按《实验室生物安全通用要求》（GB 19489—2008）和《医疗机构临床基因扩增检验实验室管理办法》（卫办医政发〔2010〕194 号）等要求设置。

（1）实验室主要布局。实验室可分为 3 个独立的工作区域［使用荧光素染色凝胶电泳进行产物检测则须分为 4 区（图 9 - 6）］，即试剂储存与准备区、样品提取区、基因扩增区和产物分析区。每区的门口贴警示标识，门可自动闭合，设有一个缓冲间，物品通过传递窗按试剂储存与准备区、样品提取区、基因扩增区和产物分析区的单一流向进行传递，避免各区之间交叉污染（图 9 - 7）。

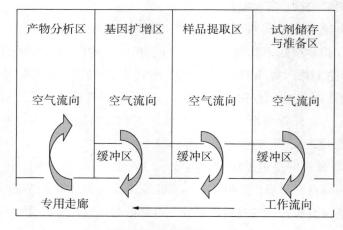

图 9 - 6 实验室布局示意

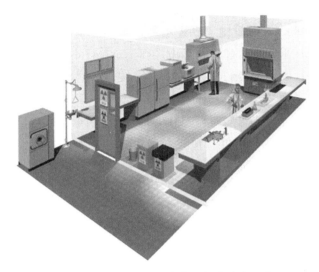

图 9-7　典型的生物安全二级实验室示意

（2）实验室的主要设备。

A. 试剂储存与准备区：-70 ℃低温冰箱、超净工作台、紫外消毒灯、混匀器。

B. 样品提取区：生物安全柜、低温高速离心机、-70 ℃低温冰箱、高压灭菌器、紫外消毒灯、洗眼装置、混匀器。

C. 基因扩增区和产物分析区：全自动实时荧光定量 PCR 仪、紫外消毒灯。（注：各区配有备用电源、应急照明。）

4. 标本的采集、包装和运输

（1）标本的采集。主要采集患者发病早期、未服用抗病毒药物的咽拭子（还可采集深部痰液、呼吸道抽取物和支气管灌洗液等标本）用于 H7N9 禽流感病毒核酸检测，操作人员必须规范操作，既要保证样本质量，也要防止病毒的传播和扩散。

采样开始前做好各项准备工作，包括个人防护用品（鞋套、防护服、帽子、N95 及以上水平的医用防护口罩、双层医用乳胶手套、隔离衣、面罩等）穿戴、防护设施和采样设备的配备等。采集咽拭子时，操作人员用压舌板轻压舌部，同时用专用采样棉签准确快速擦拭患者双侧咽扁桃体及咽后壁，将拭子插入装有 3 mL 采样液的采样管中，弃去尾部，旋紧瓶盖。并对样品的种类、来源、采集方法和日期等做详细记录。样本采集完成后，将产生的医疗废物分类收集于生物废物袋，带回实验室（或在有条件的采样现场）进行高压蒸汽灭菌处理。

（2）样本的包装与运输。H7N9 禽流感病毒核酸检测的样品按照 B 类感染性物质进行包装和运输，操作人员应当经过专业知识和技能操作培训并通过考核，采用三层包装系统（由内到外分别为内层容器、中层包装和外层包装），包装和标记过程中操作人员可采用上述样品采集过程中的防护措施进行个人防护。完善相关运输申请手续，专人、专车运送。

5. 样本的接收、保存和检测

（1）样本的接收、保存。样本交接相关工作在实验室清洁区域完成。再由专业人员穿戴个人防护装备后在样品提取区的二级生物安全柜内开启包装，检查包装状态（有异常情况应马上启动意外事故处理和报告程序），消毒内层容器表面，核对样本信息，准备实验室检测。操作过程中注意动作轻柔，防止损坏内层容器，若有容器破损或内容物溢出等异常情况发生，应马上启动意外事故处理和报告程序。若样品需要暂缓检测，可于 2～8 ℃保存 3 天，−20 ℃保存 6 个月，−70 ℃保存 12 个月。

（2）样本的检测和保存。操作人员必须经过专业知识和技能操作培训，合格后才能上岗。进入实验室前，须穿戴好个人防护设备，包括隔离衣、防护服、N95 及以上水平医用防护口罩和双层医用乳胶手套等。各功能区严格区分，物品、防护装备专用。试剂准备在试剂储存与准备区的超净工作台内进行，反应管配制完成后加盖，通过传递窗传送到样品提取区；样品处理在样品提取区的生物安全柜中进行，操作时动作轻缓，减少气泡产生，加样工作结束后将反应管通过传递窗送至基因扩增和分析区进行基因扩增与分析。每次实验完成后工作台及各种实验用品用 10% 次氯酸钠（或其他等效消毒剂）擦拭消毒，再开启紫外灯进行灭菌处理。活动过程中产生的各种废弃物，如使用过的枪头、反应管等，经高压蒸汽灭菌后再运出实验室集中处置。操作和处理符合《医疗废物管理条例》的相关要求。剩余样本保存在样品提取区的 −70 ℃ 低温冰箱中，详细登记相关信息，双人双锁管理。无须留存的标本视同感染性废弃物，进行高压蒸汽处理。

6. 实验室安保和准入

制定实验室安保和准入制度并落实到位，禁止无关人员等进入 PCR 实验室，培训学习等非常规状况下进入须有带教老师或实验室负责人批准，并遵守实验室的相关规定。凡是进行 PCR 检验相关活动的工作人员必须有体检健康证明，掌握最新的生物安全防护知识和实验操作技术，了解实验的潜在风险，并经培训取得相应的资格证书。在工作区域进行检验相关活动时，要自觉接受生物安全员的管理和监督。

7. 仪器的使用和维护

每次实验完毕后填写仪器使用相关记录并签名，包括仪器运行状况，操作内容和环境温度、湿度条件等；制订相关仪器维护流程与周期，定期维护，并填写维护记录。当仪器出现异常不能自行处理时，报仪器厂家维修处理；维修人员必须按照二级生物安全个人防护水平穿戴防护装备，以保证自身安全。

8. 生物安全事故处理

实验室要制定行之有效的生物安全事故处理办法，确保储存的消毒剂足量有效，当生物安全事故发生后，当事人应马上将情况向实验室生物安全负责人如实汇报，并立刻选择相应的生物安全事故处理措施，尽量缩小意外事故的影响范围并降低严重程度。

人类历史上发生过许多次重大流行性疾病暴发事件，如鼠疫、流行性感冒、霍乱、SARS 等，每次都给人类带来了巨大的生命威胁和财产损失，因此人们开始探究有效的方法，从宏观调控预防到实验室检测研究，试图通过多途径控制各种传染病。实验室活动早期，实验室生物安全并没有引起足够的重视，人们普遍忽视实验室感染问题，指导性文件和技术标准缺乏，实验室生物安全管理体系不健全，规章制度执行不到位，生物安全意识淡薄。2004年，某国家级病毒研究机构的一名研究生在从事实验室活动时被 SARS-CoV 感染，并出现了第三代感染，造成了9例致病、1例死亡的严重后果，引发了人们对生物安全问题的高度关注，从此开启了我国实验室生物安全管理体系的建立和完善工作。

每个实验室生物安全管理体系的创建，首先都要明确目标，即确保整个实验及有关活动中的人员与环境不被实验对象感染，安全处理具有传染性的物质和样品，实验室人员熟悉和掌握相关安全知识和实践操作技术。其次，围绕目标构建一系列框架，使其得以实现，包括机构、人员、资源和体系文件等。

问题：

（1）实验室生物安全有哪些注意事项？

（2）根据上述材料，简述实验室生物安全的重要性。

（3）只有像 H7N9 禽流感病毒这种高致病性的病毒才需要重视实验室的生物安全吗？为什么？

（陆家海　张定梅）

实习十　问卷设计

【目的】熟悉问卷的概念和结构，了解封闭型问题、开放型问题和混合型问题的优、缺点及其在调查问卷设计中的应用，掌握调查问卷设计的方法和技术。

一、重要的名词术语

问卷、封闭型问题、开放型问题、混合型问题。

二、基本概念与方法

（一）问卷的概念和类型

问卷又称调查表，是研究者根据研究目的设计一系列问题，并按照一定的排序，用来收集调查对象的特征等相关信息的测量工具。其作用包括了解调查对象的基本情况、行为方式和对某事物的态度，以及其他辅助性作用等。根据填答方式的不同，问卷分为自填式问卷和访问式问卷，自填式问卷由被调查对象本人填写，访问式问卷由调查员根据调查对象的回答填写。

（二）问卷的结构

一份完整的调查问卷一般包括标题、调查说明、填表说明、主要调查内容、编码和作业证明。

1. 标题

问卷的标题应概括说明调查的主题，使调查对象对所要回答的问题有所了解。标题不宜过长，应简单明了，易于引起调查对象的兴趣，如"广州市大学生吸烟状况调查表"。

2. 调查说明

这是给调查对象的一封短信，以简短的指导语言或说明信的形式向调查对象介绍调查工作和调查者的身份，说明调查的目的和意义，介绍调查的大致内容，做出匿名的保证，表达谢意，并恳请调查对象给予支持和回复。现在的调查说明多以知情同意书的形式出现，在调查开始前由调查对象阅读并签署。

3. 填表说明

填表说明是用来指导调查员或调查对象填写问卷的解释和说明，包括对如何填写和回答每个问题进行说明、对某些问题的含义做进一步解释、对某些特殊或复杂的填答形式进行举例等。通常放在问卷的开头。

自填调查表和访问调查表的填表说明有一定的差异。自填调查表的填表说明是为调查对象而设计的，提示调查对象如何理解和回答问题及选择答案等，可在问卷的适当位置统一给出，亦可穿插在相应问题的后面；访问调查表的填表说明主要是为了使调查员掌握统一的提问方式和填写标准。由于调查员在调查前一般要经过培训，因此有些调查表并不把填表说明放在问卷中，而是编制专门的调查手册。

4. 主要调查内容

这是问卷的主体，主要涉及两方面内容。一方面是调查对象的社会人口学特征，如性别、年龄、民族、家庭人口、婚姻状况、文化程度、职业等，通过对这些项目开展分组分析，来探讨这些因素对调查主要结果的影响。另一方面是对主题内容的调查，即根据研究目的而编制的一系列问题，既是问卷最重要的部分，也是调查的目的所在。

5. 编码

编码这是指用一个数字代表一个答案选项，以便输入计算机进行处理和定量分析，既可以在问卷设计时建立编码，也可以在调查资料收集完成后再建立，前者称为预编码，后者称为后编码。

6. 作业证明

在调查表的最后，常须附上调查员的姓名、访问日期。如果有必要，还可写上被访者的姓名、单位或家庭住址、电话等，以便于审核和进一步追踪调查。

（三）问卷设计的基本原则

（1）主题明确。根据调查或研究目的拟题，重点突出，不要有与调查研究目的无关的问题。

（2）逻辑性强。问题应按顺序排列，使其在逻辑上相连，即将问题成组排列，使应答者更易理解，不能随意从一个主题跳到另一个主题。问题的排列应有一定的逻辑顺序，符合应答者的思维逻辑。

（3）结构合理。问卷通常由多个主题内容组成，在每个主题变化时，应有个过渡的说明（衔接语），如一段说明性的文字解释，使应答者体会到逻辑的连贯性，确信这些问题是经过周密思考的，每个问题都有其目的，激发应答者回答。

（4）通俗易懂。问卷中的问题要做到文字简洁、通顺流畅、语气亲切，具有可答性，避免使用专业术语，使应答者能够理解和认识，并愿意如实回答。

（5）长度适中。许多专家认为恰当长度的问卷在面谈中执行的时间不超过半小时。问卷只询问与研究假设相关的问题，避免询问无关问题。

（6）便于资料的校验、整理和统计分析。

（四）问卷设计的步骤

问卷设计共分为以下几个步骤：成立问卷设计工作组、提出调查项目并形成条目池、筛选条目并设计问卷初稿、试用初稿和修改、确定问卷。

1. 成立问卷设计工作组

选择具有资质的研究人员成立问卷设计工作组，负责问卷的制订。可采取提名小组和专题小组相结合的程序化决策方式进行。提名小组的成员应广泛一些，主要负责调查条目的提出；而专题小组则需专业化和精干化一些，负责具体的研究工作。

2. 提出调查项目并形成条目池

召开一个会议，由专题小组将调查目的、调查内容向提名小组详细介绍和说明。提名小组成员分别独立地根据专业知识、个人经验等写出相关的条目。将各人提出的条目收回并进行整理分析，对含义相同但表达不同者进行统一描述，形成 1 个条目，所有不同的条目即构成调查条目池。

3. 筛选条目并设计问卷初稿

对条目池中的条目采用专家咨询评分、专题小组讨论等方法进行分析及筛选，以便精简调查条目。对于每一个问题，必须明确为什么要提出这一问题，这一信息将用来做什么样的分析，如何编码和分析等。

4. 试用初稿

选择符合调查要求的一部分调查对象进行预调查，通常选取几十个样本单位进行试访问。通过预调查，检查调查对象是否能读懂和正确回答每个问题，并及时发现问卷设计中存在的缺陷，设计人员可根据预调查的结果有针对性地对问卷进行补充和修改。

5. 修改、确定问卷

根据预调查发现的问题和不足，对问卷进行修改。调查问卷确定后，设计人员可从下述几个方面着手检查。

（1）相关性，即检查问题是否符合调查目的，是否与主题相关，应删除无关的问题。

（2）完整性，即检查问题是否能全面地反映调查主题，如有遗漏，则予以适当补充。

（3）逻辑性，即检查问题设计是否前后连贯，排列是否井然有序，若有不当，则予以调整。

（4）准确性，即检查问题表达是否存在词不达意或模棱两可的情况，若存在，则予以修改。

（5）规范性，即检查问卷格式是否规范，版面设计的整体结构是否清晰，是否突出重点。若发现不妥，则予以修改。

（五）问题的设计

1. 问题的设计要求

设计要求如下：必须围绕假设设计问题；问题应具体、明确，不能抽象、笼统；避免提复合性的问题；问题必须适合调查对象的特点，尽量做到通俗易懂；应避免具有倾向性和诱导性的提问；不要直接提敏感或易令人难堪的问题。

2. 问题的设计形式

调查问题根据是否提供备选答案，分为封闭型问题、开放型问题和混合型问题。

封闭型问题提供备选答案，调查对象只需要从中选定一个或几个现成答案。例如，"您的文化程度是?"。答案为：0 = 文盲、1 = 小学、2 = 初中、3 = 高中/中专、4 = 大专、5 = 大学、6 = 大学以上。这种类型的问题适用于大样本调查研究。封闭型问题的优点包括：便于回答，节省时间；可以将不相干的回答减少到最低的程度；有利于提高调查表的回收率和有效率；易于进行各种统计处理和分析。其缺点包括：调查对象只能在规定的范围内回答，可能无法反映调查对象的其他各种真实的想法；设计比较复杂，一旦设计有缺陷，调查对象就可能无法正确回答问题，从而影响调查质量；有些问题的备选答案可给调查对象猜测和随便选答的机会；有时容易发生笔误。

开放型问题没有备选答案，调查对象根据自己的实际情况做出回答。这种类型的问题适合用于探索性或定性调查研究。例如，"您没有去看病的原因是什么?"开放型问题的优点是能够激发调查对象的自由思维，阐明应答者的观点，引出建议，故能收集到生动的资料，也可能反映出调查对象之间的一些较细微的差异，甚至会有意外的发现。其缺点包括：需要花较多的时间和精力，调查对象必须找到适当的词语表达；开放式问题要求调查对象有较高的文化程度；许多人不习惯或不乐意用文字表达自己的看法，往往导致应答率低；问题往往无法归类编码，难以建立有意义的变量做统计分析。

混合型问题又称半封闭型问答题，是上述两类问题的折中，不但提供备选答案，调查对象还可以创造自己的答案。其优点包括：如果忽略了确切的选择，也能提供答案；如果"其他"类很多，则提示所提供的回答下的选择项目可能不够充足。其缺点包括："其他"类提供的信息很少，应答者常选择提供的几种答案，较少创造自己的观点。该类型问题综合了上述两类问题的优点，比较常用。例如，"你最多求助于哪一类人员？（请只选一项)"。备选答案为：1＝家庭服务协调者、2＝医院的社会工作者、3＝社区精神病医生、4＝其他（请详述_____）。

（六）答案的设计

1. 答案的设计要求

答案的设计要求如下：答案的设计应符合实际情况；答案的设计要具有穷尽性和互斥性；答案只能按一个标准分类；程度式答案应按一定顺序排列，前后须对称；每个问题的答案设计应充分考虑问题的统计分析方法。

2. 答案的设计格式

答案的设计格式可分为填空式、二项选择式、多项选择式、矩阵式、序列式、尺度式、排序式、关联式。

（1）填空式：这种形式常用于事实能定量的问题，调查对象直接将定量答案填入空白处。例如，"你的出生年月：_____年____月"。

（2）二项选择式：指问题只有相互对立的2个答案供选择，

答案通常为"是/否""有/无"等。例如,"请问您吸烟吗?"。答案为:1 = 不吸、2 = 吸。

（3）多项选择式:封闭式问题中最常用的一种形式,每项问题给出 2 个以上的答案供选择,既可单选,也可多选,以单选为常见;答案一般不宜太多,通常以 10 个以下为好,若不可能全部列出时,可在最后一个答案用"其他"加空格,供调查对象填写。例如,"你为什么有病不去看病?"。答案为:1 = 时间紧、2 = 交通不便、3 = 病情不重、4 = 医生态度不好、5 = 医疗质量不好、6 = 经济困难、7 = 其他（请详述:_____）。

（4）矩阵式:将同一类型的若干个问题集中在一起,共用一组答案,从而构成一个系列的表达方式。

（5）序列式:指所选答案具有不同程度的差异并进行排序,如"从未、很少、有时、经常、总是""很好、好、一般、差、很差"等。例如,"您觉得自己目前的健康状况如何?"。答案为:1 = 很好、2 = 好、3 = 一般、4 = 差、5 = 很差。

（6）尺度式:指调查中有些需要量化的指标,如疼痛的程度、满意度等,可以将答案限定在 2 个极端之内,用一条线段的两端分别表示 2 个极端的程度,中间分成若干个等距离线段,要求回答者在适当的位置上打"×",作为标记,代表对该问题的反应程度,然后用尺子测量受试者反应点距 0 点的距离,按统一标准得到一个分值,以达到量化的目的。例如,要判定某患者的疼痛程度,请该患者在线段上根据自己现在疼痛的程度做记号,然后进行测量。

（7）排序式:有的问题是为了调查调查对象对某些事情重要性的看法,列出若干个答案,让调查对象对这些事情按某种特征进行排序。例如,"请指出您对下列问题造成的社会影响程度的看法,请按影响程度从 1（最重要）排列到 5（最不重要）。"答案:环境污染问题（____）、交通秩序问题（____）、治安问题（____）、物价问题（____）、人口问题（____）。

（8）关联式:在设计一系列相互衔接的问题时,后一问题的回答如果与前一问题有关，那么继续询问，若无关则跳过这一系列问题；在需要跳转的地方应有明确的说明语，提醒调查员和调查对象注意，可用粗体或加下划线表示。举例如下：

B1 您饮酒吗？

1 = 是　2 = 否 **（跳转到 B4）**　3 = 已戒酒 **（跳转到 B4）**

B2 若饮酒，从开始饮酒至今已有_____年。

B3 您常饮的酒的种类是？

1 = 白酒　2 = 啤酒　3 = 葡萄酒　4 = 黄酒

B4 您吸烟吗？

1 = 是　2 = 否 **（跳转到 B8）**　3 = 已戒烟 **（跳转到 B8）**

（七）制订问卷时应注意的问题

1. 调查说明要简单明了、打动人心

调查说明关系到调查的质量与效果，一般要用委婉、感人的语气说明调查的目的和意义，尤其要让调查对象了解调查对自己的作用和意义，或者认识到调查能够帮助别人，激发他们助人为乐的积极性。

2. 避免用不确切的词

问题用语的意思不明确，会导致不同的理解。一些副词和形容词，如"很久""经常""一些"等，每个人的理解往往不同，在问卷设计中应避免或减少使用。例如，"您是否经常参加体育锻炼？"，对于"经常"，不同的调查对象可能有不同的标准，回答的结果就可能不能反映真实的情况。在这里应对"经常"有一明确的定义，如每周几次、每次多长时间等。

3. 避免提断定性问题

例如，"您一天抽多少支烟？"，这种问题即为断定性问题，调查对象如果根本不抽烟，就无法回答。正确的处理办法是在此问题前加一条"过滤"性问题。例如，"您抽烟吗？"，如果回答"是"，可继续提问"您一天抽多少支烟？"，否则终止提问。

4. 避免引导性提问

引导性提问指所提出的问题暗示研究者的观点和见解，有使

调查对象跟着这种倾向回答的可能。例如，"有人认为被动吸烟会导致肺癌，您同意吗?"。答案为：0 = 不同意、2 = 不知道、3 = 同意。正确的问法是："被动吸烟会导致肺癌，您同意吗?"答案为：0 = 不同意、2 = 不知道、3 = 同意。

5. 避免提一问多答的问题

1 个条目最好只问 1 个要点，1 个条目中如果包含过多的询问内容，会使被访者无从回答，也给统计处理带来困难。例如，"您的父母是知识分子吗?"。正确的问法是："您父亲的文化程度是?""您母亲的文化程度是?"。

6. 避免敏感和令被访者难堪的问题

各地风俗和民族习惯中忌讳的问题、涉及个人隐私或者利害关系的问题等属于敏感问题，如"您是否有婚外性关系?"。对于这类问题调查对象一般不愿意回答或不予真实回答，因此调查表中应尽量避免。如果有些问题非调查不可，可采用一些特殊的调查方法如敏感问题调查技术。

7. 避免笼统、抽象的问题

容易误解的概念应该明确限定。例如，年龄有虚岁和实岁；收入是税前还是税后，仅指工资，还是包括奖金、补贴、其他收入等。

8. 问题的编码顺序

为了方便调查对象回答问题、减少拒答，问卷中问题的排列次序须遵循一定的原则。问题排列次序的常用原则如下。

A. 把简单、容易回答、能引起受访者兴趣的问题放在前面，把容易引起受访者顾虑的问题放在后面。

B. 把封闭式问题放在前面，把开放式问题放在后面。

C. 先问有关行为方面的问题，再问有关态度方面的问题。

D. 按一定的逻辑顺序排列问题，如时间、类别等。同一类问题尽可能地放在一起，不要将它们拆散，以免破坏调查对象回答时的思路和注意力。时间顺序可由远及近或由近及远。

E. 如果调查表涉及不止 1 个专题，应在完成 1 个专题后再转到另一个专题。

F. 提问的内容应从简单逐步向复杂深化，对相关联的内容应进行系统整理，不断增加被访者的兴趣。

（八）问卷调查的优缺点

优点：不受时空限制，匿名调查有利于调查敏感、尖锐、隐私的问题，不受样本大小的限制，节省人力、时间和经费，封闭性问卷便于定量分析。

缺点：只能了解书面信息，较难了解全貌；统一的设计、固定的问题、封闭性答案导致调查没有弹性，难以适应复杂多变的情况；难以了解影响回答的各种因素；调查结论和实际情况之间存在一定的距离；回复率和有效率低，对无应答者的研究比较困难。

三、实例讨论

以下是开展广州市大学生吸烟状况调查研究时使用的问卷，请认真阅读和分析，并回答下面的问题。

（1）该问卷属于哪种类型？

（2）该问卷每个部分测量的内容分别是什么？

（3）该问卷的哪些问题是封闭型问题，哪些是开放型问题，哪些是混合型问题？各自的答案采用的是什么格式？

（4）请对该问卷做出客观性评价：有什么优点？还存在哪些不足之处有待完善和提高？

（5）请根据问卷中的测量变量、特征或指标，分析它们之间的关系，并提出分析设想或计划。

广州市大学生吸烟状况调查

　　尊敬的同学，你好！首先感谢你参加这项有关吸烟与健康的调查。你所告诉我们的信息将有助于制订针对像你一样的青年人的健康教育方法。**你无须将你的名字写在这个调查表上。你的回答将被保密，没有人知道你的答案。请你务必实事求是地回答问题。**完成这份问卷是自愿的，你是否回答这些问题将不会影响你的成绩。有关你个人的社会背景问题只是用于描述你属于哪一类型的学生，并非用于查找你的名字。

　　问题包括填空和选择 2 种类型，请你根据自己的实际情况做出回答。填空题的回答是将相应的数字或你的真实情况填在指定的空格内。选择题的回答是将相应答案前的数字圈起。请你按照问题指引，认真阅读每一道题，并逐一做出回答，不可遗漏。再次谢谢你的参与。

第一部分

1　性别：_____。　　1 = 男　　　　2 = 女

2　你的年龄是_____岁。

3　你的出生地是_____省_____市（县）。

4　你来自：_____。　　1 = 城市　2 = 县城　3 = 乡镇　4 = 农村

5　你现在是大学几年级？_____。

　　1 = 大一　　2 = 大二　　3 = 大三　　4 = 大四

6　你就读于_____学院。

7　你所学的专业是_____。

8　你们班有男生_____人，女生_____人。

9　在你的同班同学中是否有人吸烟？

　　0 = 无　　1 = 有　　2 = 不知道

若有，你知道有几人：1 = _____人　2 = 不清楚

10　你的宿舍一共住有_____人。

11　和你同一宿舍的室友中有没有人吸烟？

0 = 没有　　1 = 有　　2 = 不知道

若有，你知道有几人：1 = _____人　2 = 不清楚

12　你父亲的文化程度是_____。

0 = 文盲　　1 = 小学　　2 = 初中　　3 = 高中/中专

4 = 大专　　5 = 大学或以上　　6 = 不知道

13　你父亲的职业是_____。

1 = 国家机关干部　　2 = 国家企事业单位科技人员

3 = 企业工人　　4 = 商业服务人员

5 = 医务工作者　　6 = 交通运输业人员

7 = 教育工作者　　8 = 离退休人员

9 = 三资企业或民营企业职员

10 = 三资企业或民营企业主或个体经营者

11 = 无正式工作的临时工或无业人员

12 = 从事农牧渔业劳动　　13 = 其他

14 = 不知道

14　你母亲的文化程度是_____。

0 = 文盲　　1 = 小学　　2 = 初中　　3 = 高中/中专

4 = 大专　　5 = 大学或以上　　6 = 不知道

15　你母亲的职业是_____。

1 = 国家机关干部　　2 = 国家企事业单位科技人员

3 = 企业工人　　4 = 商业服务人员

5 = 医务工作者　　6 = 交通运输业人员

7 = 教育工作者　　8 = 离退休人员

9 = 三资企业或民营企业职员

10 = 三资企业或民营企业主或个体经营者

11 = 无正式工作的临时工或无业人员

12 = 从事农牧渔业劳动　　13 = 其他　　14 = 不知道

15 你家的月人均收入为_____。

　　1 ≤ 500 元　　　　　　　　2 = 501 ～ 1 000 元

　　3 = 1 001 ～ 1 500 元　　　4 = 1 501 ～ 2 000 元

　　5 = 2 001 ～ 2 500 元　　　6 = 2 501 ～ 3 000 元

　　7 > 3 000 元　　　　　　　8 = 不知道

16 你每个月的生活费和零花钱合计在一起平均有_____。

　　1 ≤ 300 元　　　　2 = 301 ～ 400 元　　3 = 401 ～ 500 元

　　4 = 501 ～ 600 元　5 = 601 ～ 700 元　　6 = 701 ～ 800 元

　　7 = 801 ～ 900 元　8 > 900 元

第二部分

1 你有没有尝试过吸烟，即使是 1 支或 2 支？

　　0 = 没有　　　　1 = 有

　　（若没有，请跳至第 30 题；若有，接着回答第 2 题及以后的问题）

2 如果有，你尝试吸第一支烟时的年龄是_____岁。

3 你尝试吸第一支烟是在入大学前还是在入大学后？

　　1 = 入大学前　　　2 = 入大学后

4 如果是在入大学后，请问具体的时间是_____。

　　1 = 大一上学期　　2 = 大一下学期　　3 = 大二上学期

　　4 = 大二下学期　　5 = 大三上学期　　6 = 大三下学期

　　7 = 大四上学期　　8 = 大四下学期

5 你开始吸第一支烟主要受什么影响？（单选）

　　1 = 尝试　　2 = 赶时髦　　　3 = 享受

　　4 = 显示自己已成熟　　　　5 = 解除烦恼

　　6 = 消遣　　7 = 提神解乏　　8 = 社交需要

　　9 = 受影视片影响　　　　　10 = 受书画广告影响

　　11 = 其他　　12 = 不知道

6 你开始吸第一支烟主要受何人影响？（单选）

1＝父亲　　　2＝母亲　　　3＝其他家人　4＝亲友

5＝同学　　　6＝朋友　　　7＝无人

7　你在较短时间内（如2周内）连续吸完1包烟时的年龄是＿＿
　　＿＿＿＿岁。

8　是在入大学前还是在入大学后？

　　1＝入大学前　　　2＝入大学后

9　如果是在入大学后，请问具体时间是＿＿＿＿。

　　1＝大一上学期　　　2＝大一下学期　　　3＝大二上学期

　　4＝大二下学期　　　5＝大三上学期　　　6＝大三下学期

　　7＝大四上学期　　　8＝大四下学期

10　你是否有每天至少吸1支烟，且连续或累积吸3个月或3个
　　月以上的情况？

　　0＝无　1＝有　3＝记不清

　　（如果无或记不清，请跳至第15题；如果有，接着回答第
　　11题及以后的问题。）

11　如果有，当时你的年龄是＿＿＿＿岁。

12　是在入大学前还是在入大学后？

　　1＝入大学前　　　2＝入大学后

13　如果是在入大学后，请问具体时间是＿＿＿＿。

　　1＝大一上学期　　　2＝大一下学期　　　3＝大二上学期

　　4＝大二下学期　　　5＝大三上学期　　　6＝大三下学期

　　7＝大四上学期　　　8＝大四下学期

14　请问你的吸烟情况属于下列3种情况中的哪一种？

　　1＝难得吸1次（只在特定场合下吸）

　　2＝偶尔吸（每周＜4次）　　　3＝经常吸（每周≥4次）

　　14.1　如果为难得吸1次，是在下列的哪1种情况下？（请
　　　　　选择主要的1种）

　　　　　1＝在假日或休息时　　　2＝与人交往应酬时

　　　　　3＝当有人逼迫时

　　14.2　如果为偶尔吸，是在下列的哪一种情况下？（请选择

主要的 1 种）

        1 = 同学聚会时   2 = 在我高兴时

        3 = 在我烦恼时

14.3 如果为经常吸，是在下列的哪一种情况下？（请选择主要的 1 种）

        1 = 休息时   2 = 思考问题时   3 = 学习疲劳时

15 在过去 30 天里，你有多少天吸过烟？

    1 = 0 天   2 = _____ 天

16 在过去 30 天里，你平均每天吸_____支烟。

17 你每天吸第一支烟的时间通常是醒来后_____。

    1 = 5 分钟内   2 = 15 分钟内   3 = 30 分钟内

    4 = 1 小时内   5 = 2 小时内   6 = 超过 2 小时

18 曾有人劝你戒烟吗？

    0 = 没有   1 = 有

（如果没有，请跳至第 20 题；如果有，接着回答第 19 题及以后的问题。）

19 请问劝你戒烟的人是_____。（可多选）

    1 父母   2 老师   3 同学

    4 亲友   5 医生

    6 女朋友（妻子）或男朋友（丈夫）

20 你曾做过努力，试图戒烟吗？

    0 = 没有   1 = 有

（如果没有或说不清，请跳至第 26 题；如果有，接着回答第 21 题及以后的问题）

21 如果你尝试过戒烟，诱发你戒烟的原因是_____。（可多选）

    1 因为健康   2 没钱买烟   3 父母反对吸烟

    4 学校不准吸烟   5 吸烟是个坏习惯

    6 吸烟给人以坏印象

    7 吸烟会影响我和他人的健康

8　有人劝我戒烟

9　女朋友（妻子）或男朋友（丈夫）反对吸烟

22　你曾经戒烟_____次。

23　你最近一次戒烟戒了多久？

1 <1 个月　　2 =1～5 个月　　3 =6～12 个月

4 >1 年

24　你最近一次戒烟是否持续到现在？

0 = 否　　1 = 是

25　你最长一次戒烟，戒了多久？

1 <1 天　　　　2 =1～6 天　　　　3 =1～3 周

4 =1～5 个月　　5 =6～12 个月　　　6 >1 年

26　在过去 12 个月里，你是否将你的吸烟量减少？

0 = 否　　　　1 = 是

27　你减少了吸烟量是把它作为戒烟的第一步，还是仅仅减少吸烟量？

1 = 作为戒烟的第一步　　2 = 减少吸烟量

28　你认为戒烟难不难？

1 = 非常容易　　　　2 = 比较容易　　　　3 = 容易

4 = 困难　　　　　　5 = 比较困难　　　　6 = 非常困难

29　你是否计划在今后 1 年里戒烟？

0 = 否　　1 = 是　　2 = 很难说

30　如果你计划在下一年戒烟，你认为你成功的可能性有多大？

1 = 肯定不可能　　2 = 有些不可能　　3 = 很难说

4 = 有可能　　　　5 = 非常可能

31　你认为吸烟对你现在的身体健康影响怎么样？

1 = 没有影响　　　　2 = 有点影响

3 = 有较大的影响　　4 = 影响非常大

32　你认为吸烟对你将来的身体健康影响怎么样？

1 = 没有影响　　　　2 = 有点影响

3 = 有较大的影响　　4 = 影响非常大

33 你是否劝过他人戒烟？

    0 = 从未做过   1 = 偶尔做（每周 < 4 次）

    2 = 经常做（每周 ≥ 4 次）

34 你是否劝过他人不要吸烟？

    0 = 从未做   1 = 偶尔做（每周 < 4 次）

    2 = 经常做（每周 ≥ 4 次）

35 你是否劝过他人不要在公共场所吸烟？

    0 = 从未做   1 = 偶尔做（每周 < 4 次）

    2 = 经常做（每周 ≥ 4 次）

36 你是否劝过他人不要敬烟？

    0 = 从未做   1 = 偶尔做（每周 < 4 次）

    2 = 经常做（每周 ≥ 4 次）

第三部分

1 吸烟可以引起以下哪些疾病？

1.1 气管炎	1 = 是	2 = 否	3 = 不知道
1.2 冠心病	1 = 是	2 = 否	3 = 不知道
1.3 肺气肿	1 = 是	2 = 否	3 = 不知道
1.4 肺心病	1 = 是	2 = 否	3 = 不知道
1.5 肺癌	1 = 是	2 = 否	3 = 不知道
1.6 口腔癌	1 = 是	2 = 否	3 = 不知道
1.7 喉癌	1 = 是	2 = 否	3 = 不知道
1.8 高血压	1 = 是	2 = 否	3 = 不知道
1.9 脑卒中	1 = 是	2 = 否	3 = 不知道
1.10 胃溃疡	1 = 是	2 = 否	3 = 不知道

2 烟草中的有害成分有哪些？

2.1 尼古丁	1 = 是	2 = 否	3 = 不知道
2.2 烟焦油	1 = 是	2 = 否	3 = 不知道
2.3 一氧化碳	1 = 是	2 = 否	3 = 不知道

2.4　氢氰酸　　　　　　1 = 是　　　　2 = 否　　　3 = 不知道

3　你从哪里获取有关吸烟有害健康的知识？你认为这些知识来源的可信程度如何？

　　3.1　广播、电视　　　1 = 否　　　　　　2 = 是，高度可信
　　　　　　　　　　　　　3 = 是，有些可信　4 = 是，不可信

　　3.2　报纸杂志　　　　1 = 否　　　　　　2 = 是，高度可信
　　　　　　　　　　　　　3 = 是，有些可信　4 = 是，不可信

　　3.3　学校卫生课　　　1 = 否　　　　　　2 = 是，高度可信
　　　　　　　　　　　　　3 = 是，有些可信　4 = 是，不可信

　　3.4　非卫生课老师　　1 = 否　　　　　　2 = 是，高度可信
　　　　　　　　　　　　　3 = 是，有些可信　4 = 是，不可信

　　3.5　医务人员　　　　1 = 否　　　　　　2 = 是，高度可信
　　　　　　　　　　　　　3 = 是，有些可信　4 = 是，不可信

　　3.6　家长　　　　　　1 = 否　　　　　　2 = 是，高度可信
　　　　　　　　　　　　　3 = 是，有些可信　4 = 是，不可信

　　3.7　卫生宣传栏　　　1 = 否　　　　　　2 = 是，高度可信
　　　　　　　　　　　　　3 = 是，有些可信　4 = 是，不可信

　　3.8　医学书籍　　　　1 = 否　　　　　　2 = 是，高度可信
　　　　　　　　　　　　　3 = 是，有些可信　4 = 是，不可信

　　3.9　同学或朋友　　　1 = 否　　　　　　2 = 是，高度可信
　　　　　　　　　　　　　3 = 是，有些可信　4 = 是，不可信

4　你是否希望知道有关吸烟与健康方面的知识？
　　1 = 不想知道　　　2 = 无所谓　　　3 = 想知道

5　如果想知道，你最希望知道哪一方面有关吸烟与健康的知识？
　　1 = 如何预防吸烟的知识　　　2 = 如何戒烟的知识
　　3 = 吸烟对健康危害的知识　　4 = 有关烟草方面的知识
　　5 = 其他

6　如果想知道，你最希望通过哪种方式获得这些知识？
　　1 = 通过报纸、杂志　　　　　2 = 通过广播、电视
　　3 = 通过书籍介绍　　　　　　4 = 由卫生课老师讲授

　　5 = 由医务人员举办讲座　　6 = 其他（＿＿＿＿＿＿＿＿）

7　你是否接触过反对吸烟宣传？

　　0 = 否　　1 = 是　　2 = 记不清

8　如果接触过，给你印象最深的宣传形式是＿＿＿＿。

　　1 = 电影　　2 = 电视　　3 = 报刊文摘　　4 = 广播

　　5 = 广告　　6 = 宣传手册　　7 = 报告会

　　8 = 卫生宣传栏　　9 = 其他（＿＿＿＿＿＿＿＿）

第四部分

　　以下陈述的是有关吸烟的认知与态度，请你根据自己认同的情况做出回答。如果你赞同所陈述的说法，请根据赞同的程度，在"1"或"2"中做一恰当的选择，1 = 非常同意，2 = 同意。如果你不赞同所陈述的说法，请根据不赞同的程度，在"4"或"5"中做一恰当的选择，4 = 不同意，5 = 非常不同意。如果你很难说是赞同还是不赞同，就选择"3（= 说不清）"。回答时，在相应的数字上画圈。

1. 吸烟对人体健康非常有害	1	2	3	4	5
2. 被动吸烟也能影响人体健康	1	2	3	4	5
3. 一个男人不吸烟就不像男子汉	1	2	3	4	5
4. 年轻女性吸烟很时髦	1	2	3	4	5
5. 吸烟能消除疲劳、提高学习效率	1	2	3	4	5
6. 儿童、青少年吸烟是很不好的行为	1	2	3	4	5
7. 家长不应在孩子面前吸烟	1	2	3	4	5
8. 公共场所应禁止吸烟	1	2	3	4	5
9. 应禁止一切烟草广告	1	2	3	4	5
10. 应禁止出售香烟给未成年人（青少年）	1	2	3	4	5
11. 香烟盒上面应注明"吸烟有害健康"的警语	1	2	3	4	5

12. 饭后一支烟，赛过"活神仙"	1	2	3	4	5
13. 吸烟是一种成熟自立的标志	1	2	3	4	5
14. 学校只需要管好学生学习，没有必要管学生吸烟的事	1	2	3	4	5
15. 吸烟令人思维敏捷	1	2	3	4	5
16. 吸烟是人生的一种享受	1	2	3	4	5
17. 应该禁止任何人在学校吸烟	1	2	3	4	5
18. 教师不应在学生面前吸烟	1	2	3	4	5
19. 吸烟是一种不良行为	1	2	3	4	5
20. 医疗卫生人员、教师应带头不吸烟	1	2	3	4	5
21. 吸烟是个人选择，他人不应干涉	1	2	3	4	5
22. 只要我不当着其他人的面吸烟，就不应该受到干涉	1	2	3	4	5
23. 不接受别人递的烟不礼貌	1	2	3	4	5
24. 给别人递烟容易与人接近	1	2	3	4	5
25. 在公共场所吸烟是一种不文明的表现	1	2	3	4	5
26. 吸烟是一种良好的交际方式	1	2	3	4	5

1 = 非常同意，2 = 同意，3 = 说不清，4 = 不同意，5 = 非常不同意。

四、作业

结合"流行病学调查设计"实习课中所选的调查设计课题内容，设计一份相应的调查问卷，供现场调查时使用。

（陈维清　杨音）

实习十一　流行病学研究设计

流行病学研究的全过程大致可分为选题和研究计划的制定、研究计划的实施、研究资料的分析和报告的撰写 4 个阶段。本章主要介绍第一阶段的内容，即如何科学地设计选题并制定合理的研究设计方案。

研究设计就是制定课题研究的技术路线和实施方案，它是整个流行病学研究工作的指南和核心，集中体现了课题研究人员的设想和构思。一项完善的科研设计，不仅可以节约大量的人力、物力、财力和时间，而且是取得真实结果及达到预期目标的可靠保证。因此，一项科学研究成功与否，与其研究设计的质量密切相关。在研究课题确定以后，必须形成周密而完善的科研设计方案。

一、流行病学研究设计的原则

流行病学是研究人群中疾病与健康状况的分布及其影响因素，并研究防治疾病和促进健康的策略和措施的科学。作为医学和公共卫生学科的方法学，流行病学研究尤其强调按照设计的基本原则做好科研设计，努力提高研究的精确性与真实性。流行病学研究的基本原则包括随机化原则、对照原则、均衡原则、重复原则和盲法原则等。

（一）随机化原则

随机化是使每个受试对象都有同等的机会被抽中或被分配到不同的处理组，保障抽样所得的样本具有代表性，或实验性流行病学中非处理因素在各组间分布均衡的一种统计学措施。在流行病学研究中，随机化主要体现在以下三方面。

（1）随机化抽样。使每个符合条件的研究对象都有同等的机会被抽中，从而保证所得样本有代表性。常用的随机化抽样方法有单纯随机抽样、系统抽样、分层抽样及整群抽样。

（2）随机分组。使每个受试对象被分配到不同处理组的机会均等，使不同组间的非处理因素具有均衡性或可比性。随机分组仅用于实验性流行病学研究。常用的随机分组方法有抽签法、抓阄法、扔硬币法、随机数字表法，或通过计算机产生的伪随机数字进行分组。

（3）试验顺序的随机。每个受试对象接受不同处理措施的先后顺序机会均等，从而平衡试验顺序对研究结果的影响。

（二）对照原则

有比较才有鉴别。在流行病学研究中，不管是病因学探讨，还是干预措施的效果评价，都要设置对照组，目的是消除研究因素以外的其他因素（如实验条件、环境因素、受试者本身的内在条件等）的混杂作用，从而使研究因素的真实效应得以显露。

（三）均衡原则

识别研究因素的效应的前提是排除该效应是由除研究因素外的其他因素所致。因此，必须要求在研究开始前，各比较组的调查对象除要被观察的某种研究因素外，其他因素应该尽可能均衡一致。例如，研究对象的性别、年龄、受教育水平、婚姻状况、社会经济地位等可能对研究结果产生影响的因素在病例组（或实验组）与对照组之间的分布应均衡可比。提高均衡性的方法有随机、匹配和分层分析。

（四）重复原则

重复是保证科研成果可靠性的重要措施之一。重复有两层含义：一是指实验过程是多次重复进行的，这一点与实验的样本量大小有关。样本量大，重复的机会多；样本量小，重复的机会少。二是别人按照设计中提出的方法开展重复实验，也可获得一致的研究结果。

（五）盲法原则

在流行病学研究中，研究对象或研究者如果事先知道研究对象被分配在何种处理组（或干预组），则有可能因主观因素的作用，而在资料收集、检测结果判断、数据分析等过程中倾向于朝着他们希望得到的结果方向操作，导致研究结果与真实情况不符。控制这种偏倚的办法就是让研究对象、研究观察者和数据分析者部分或全部不知道研究的分组或接受干预的情况，从而消除个人主观倾向带来的偏倚。

二、提高流行病学研究精确性与真实性的策略

流行病学研究就是通过对代表总体人群的样本开展调查和分析，从而估计总体人群健康情况或影响因素的健康效应。也可以将流行病学研究看成一种测量，所测得的结果与客观实际符合的程度就是真实性。但在实际情况下，由于在资料收集和分析阶段未能遵循标准，往往会使测得的结果与实际情况不符，造成研究结果出现误差。其主要原因有两方面——随机误差与系统误差，后者也被称为偏倚。流行病学研究设计的目的就是减小这两类误差，以达到准确的测量，使研究真实可靠。

（一）提高精确度的措施

随机误差主要源于随机抽样的变异和测量的随机变异，没有固定的方向和大小，一般呈正态分布。随机误差主要影响研究的可靠性或信度，也称精确度。随机误差小则研究的精确度高。抽样误差主要受研究对象的个体差异、样本量的大小和抽样方法等因素的影响。可通过明确总体范围、随机抽样、适当增加样本量、提高样本的可比性等措施来提高流行病学研究的精确度。

1. 明确总体范围

例如，张医生打算观察新疗法对慢性菌痢的疗效是否比传统疗法好，但在选病例时，新疗法组中混进了一些急性菌痢患者，则很可能会使新疗法的疗效虚高。再如，李医生拟采用抽样调查的方法测量某地某年 5 岁男童的身高，事先未规定年龄以周岁计，则在具体调查时，必然会有 5 虚岁实为 4 周岁的男童混入样本。这些情况使得样本无法代表总体，从根本上破坏了样本对总体的代表性，无论以后各阶段的工作做得多么出色，也难以保证由样本推论总体的精确度。为此，在制订研究计划时，要明确划定研究总体的范围，有时甚至还要特别说明不被调查研究的对象的特点，即严格规定纳入标准与排除标准。

2. 随机抽样

同样以张医生评价新疗法对慢性菌痢的疗效是否比传统疗法高为例，在明确划定了研究总体范围后，如果抽样时有意挑选病情较轻、身体状况较好的病例组成样本，则这样的样本也不可能很好地代表总体的情况。再如，在做居民生活水平调查时，如果有意挑选比较富裕的居民家庭进行调查，也不会得出可靠的结果。样本应是总体的缩影，总体中有富裕的、中等的、贫困的，怎么能从比较富裕的样本中推论出总体的真实情况呢？应遵循随机抽样的原则抽取样本，即使得每个符合条件的研究对象都有同等的机会被抽中，从而保证所得样本有代表性。

3. 适当增加样本量

在流行病学研究中，可通过增加研究的样本量来减少抽样误差，达到提高研究精确性的目的。但是样本量增大的结果是研究的工作量增加，使得投入的人力、物力、时间和费用增加。同时，工作量的增加会导致工作负担加重，进而可能引起工作质量下降，影响研究结果的真实性。究竟要调查多大的样本量才合适？通常用统计学中样本大小的计算公式进行计算，或通过由这些公式计算制成的"样本含量表"获得，然后再结合研究目的和一些实际问题，在估算的样本含量的基础上做适当的扩增，确定适宜的样本含量。

4. 提高样本的可比性

在 2 组或多组之间进行比较实验或观察，均应考虑相互比较的组间的可比性问题。例如，张医生想了解新疗法的疗效是否比传统疗法的疗效好，就必须设立对照组进行比较，如果有意挑选病情较轻、身体状况较好的病例进入新疗法组，挑选病情较重、身体状况较差的病例进入传统疗法组，则这 2 组样本就不能代表总体，同时也失去了组间的可比性。通常可采用随机抽样、随机分配、样本量足够大的方法。为缩小样本例数，提高组间的可比性，可采用配对方法。此外，也可使用分层分析的方法，控制组间可疑的混杂因素。

（二）提高研究真实性的措施

系统误差主要源于研究对象选取、资料收集和统计分析等的方法学缺陷，它有固定的方向和大小，主要危害研究结果的真实性（又称有效性）。研究的真实性包括两部分内容，即内部真实性和外部真实性。内部真实性是指研究结果与实际研究对象真实情况的符合程度，它是对研究对象自身进行推论的真实性。外部真实性是指研究结果与推论对象真实情况的符合程度，它回答一个研究的结论能否推广应用到研究对象以外的人群。

研究真实性主要受选择偏倚、信息偏倚和混杂偏倚的影响，如何减少和控制偏倚，提高研究的真实性是流行病学研究的重要课题。研究者应充分了解在研究中可能出现的各类偏倚及其来源与识别、控制方法，在研究的过程中采取相应的措施，将其控制在最低限度，从而提高研究结果的真实性。例如，可通过限制研究对象的类型和提高研究样本的同质性来改善研究的内部真实性，可通过增加研究对象的异质性使研究对象代表的范围扩大来提高研究的外部真实性。其他有关控制选择偏倚、信息偏倚和混杂偏倚的方法参见人民卫生出版社出版的供预防医学类专业用的《流行病学》（第八版）的相关章节。

三、流行病学研究计划的制定

与其他学科一样，流行病学研究设计的内容也可分为专业设计和统计研究设计两方面。专业设计是运用专业理论知识和技术进行设计，旨在提高研究结果的有用性和独创性。它从专业理论知识的角度来选定具体的研究课题，提出研究假设，围绕研究假设制定技术路线和设计方案。专业设计的正确与否是科研成败的决定因素。统计研究设计是运用统计学的理论和方法进行设计。它从统计学的角度考虑问题并做出各种计划或安排，目的是减少抽样误差和排除系统误差，保证样本的代表性和样本间的可比性，确保实验观察内容的合理安排，以便对实验结果进行高效率的统计分析，以最少的实验观察次数（例数）得出相对最优的结果和可靠的结论。因此，统计学设计是科研结果可靠性和成本效益的保证。在有些方面它们似乎是彼此独立的，而在另一些方面它们似乎又是密切相关的。总之，二者相辅相成、相得益彰。一般来说，应以专业知识为基础和主导，以统计学知识为辅助和护卫。涉及具体问题，应以专业知识为立足点；而一旦涉及原则问题，则应以统计学知识为依据。

无论是描述性研究，还是分析性研究，或者是实验性研究，其最为关键的内容是完全相同的，即"三要素"（对象、因素、效应）"五原则"（随机、对照、均衡、重复和盲法）和设计类型，它们是研究设计的要领和精髓。完善的流行病学研究设计应体现以下几个重要方面：人力、物力和时间满足设计要求；"三要素"和"五原则"均符合专业和统计学要求；重要观察因素或干预措施和观测指标无遗漏，并做了合理安排；重要的非观察因素都得到了有效的控制；研究过程中可能出现的各种情况都已考虑在内，并有相应的对策；操作方法，试验数据的收集、整理和分析等均有明确的规定和方法。

流行病学研究设计的基本内容（或格式）包含选题、立题依据与意义、研究目的、研究方法、研究进度、研究条件、预期结果和参考文献。其中，前三项说明为什么要开展该项研究，即确定研究问题；第四项至六项说明怎样去解决问题，即如何开展该项研究；第七项是对结果的预测和估计。以下逐项加以说明。

（一）选题

根据流行病学定义可知，流行病学研究涵盖三方面的内容，即描述疾病的分布、探索病因或验证病因假设、评价疾病防控措施的效果。由此可见，流行病学的研究范围与研究内容十分广泛，任何疾病或健康问题、影响疾病或健康的因素、预防控制疾病的策略与措施都可以成为流行病学研究的选题。流行病学研究的选题可以源自工作实践，也可以是同行专家的建议，还可以是各级各类的流行病学研究招标课题，但更多是要考虑疾病预防控制实践的需要。

与其他学科研究类似，流行病学研究的选题同样要遵守重要性、创新性、科学性、实用性和可行性的基本原则，其中重要性、科学性和可行性三者的完美结合，是流行病学选题和研究设计中追求的理想境界。首先，重要性指选题必须是当前威胁当地民众健康的重大疾病或严重的公共卫生问题，或者是目前国际上研究的热点问题，这些问题的解决对疾病防控、改善群众健康具有重要意义。其次，科学研究就是探索未知，通过探索未知发现新的领域、创造新的知识，这就是科研的创新性。流行病学研究的创新性，可以是新发疾病或健康问题的流行特征描述、对某一病因假设的检验或新发现，或是对新的疾病防控措施效果的评价。再者，流行病学研究选题一定要有充分的科学依据，选题不管大小，都应该是一个科学的问题，能够应用现有的科学知识来推测、分析和解释。此外，流行病学既是预防医学的一门基础学科，同时也是一门实践性极强的公共卫生学科。它的研究目标就是要使所获得的研究结果能够应用于今后的疾病防治实践之中，达到促进民众健康的目的。因此，流行病学研究选题尤为强调实用性，没有应用价值的研究只是浪费资源，缺乏实际意义。最后，流行病学研究的选题要有可行性，现有的主、客观条件要能保障研究的顺利完成，包括有完成课题所必需的仪器设备、足够的科研经费、必要的人员配置、充足的时间安排，甚至相关部门的支持等。

确定选题后，写出恰当而准确的题目也非常重要。通常要求课题题目的文字一定要简练，最好用一句话表达出研究的核心思想与内容，切忌冗长啰唆。题目不能过大或笼统模糊，甚至使人观后不解其意或者文题不符。例如，"中医疗法对结石病的疗效研究"这一题目，就不符合鲜明、具体、确切的要求。这个题目使人阅后不能获得明确的概念，因为它存在着一系列令人不解的问题。"中医疗法"指的是什么样的疗法，用什么药物？"结石病"是哪个部位的结石病？研究对象是人还是实验动物的？"疗效"指的是什么，是止痛、排石，还是结石溶解等？这些问题都说不清楚。如果将其改为"金钱草浸膏对大鼠尿路结石的溶解作用"，则比原来的题目明确许多，基本上能给人一个比较清楚的研究范畴。题目一般包括三方面的内容：研究对象，是人或是动物；研究因素，如预防接种、健康教育、某种新药等；预期效应或结局，如发病率变化或生活质量改善等。例如，在研究被动吸烟的危害时，有学者开展了"被动吸烟与母婴 *CYP450*、*GST* 基因多态性对新生儿低出生体重的交互作用"的研究，此处，研究对象是孕妇和新生儿，研究因素是被动吸烟和母婴

CYP450、*GST* 基因多态性，研究结局是新生儿低出生体重。

（二）立题依据与意义

立题依据也就是研究背景，此项内容要求介绍"为什么要研究这个课题""开展这个课题将解决什么问题"。通常是在系统、全面文献复习的基础上，对以往相关研究工作的结果或经验进行整理和总结，重点对最近的一些同类研究成果进行综合性评价，并推测研究势头和未来的研究方向。例如，有关这一课题的研究已经达到什么样的水平，还有何不足之处，有无相互矛盾的研究结果或结论，有待进一步阐明或解决的问题是什么，知识的空白点在哪里，推进或发展此问题的关键何在等。通过对这些信息的简单集中介绍，使人明白此课题的出发点、立论根据的充足可靠性、选题的独创性、要达到的目标和采用的方法的坚实背景、完成的可能性，以及该项研究结果的价值与实际意义。

在上述关于孕妇被动吸烟的研究中，立题依据的介绍包括：其他国家和我国新生儿低出生体重（low birth weight，LBW）的发生率；LBW 对健康的危害，包括从围生期死亡到对儿童期与青春期生长发育的影响和成年期高血压、糖尿病和冠心病等的发病危险性等，由此阐明 LBW 是评价妇幼保健和营养状况、社会经济发展水平，同时反映婴儿生存状况，预测儿童期生长发育和成年期疾病的一个重要指标。同时，在立项依据中还介绍了既往研究对 LBW 发生危险因素包括被动吸烟的研究进展，并指出，尽管被动吸烟与 LBW 结局的关系已取得一些进展，但其中也存在不少问题有待进一步探索，例如，单独以母亲或新生儿为研究对象，难以评价母亲和胎儿之间的代谢酶基因多态性是否存在交互作用；相关研究以问卷调查为主，很少采用能反映母体或胎儿的内暴露水平的生物标志物；在评价被动吸烟、代谢酶基因多态性对 LBW 的交互作用时，只做了基因—基因、基因—被动吸烟间两因素的交互作用的研究，而基因—基因—基因或基因—基因—被动吸烟间三因素或以上是否存在交互作用的研究尚未开展；

对 *CYP450*、*GSTT1* 和 *GSTM1* 基因的多态性与芳香烃溶剂暴露对新生儿出生身长的影响是否存在交互作用，以及被动吸烟和代谢酶基因多态性与 LBW 的关系等尚未见报道。在文献综述的基础上，研究设计者概要介绍计划开展的研究设计，指出研究结果将有助于探索被动吸烟引起 LBW 发生的可能机制，为制定孕期妇女被动吸烟的干预措施提供参考依据，对促进优生优育、提高人口素质等具有重要意义。

（三）研究目的

这里所说的目的就是通过本项研究将要获得哪些具体的知识。例如，某地区近些年来糖尿病的发病率不断升高，严重危害当地居民的身体健康和生命，需要找出病因，指导并进行干预来降低发病率，因此，研究导致该地区居民糖尿病发病的原因就是选题的目的。一项研究的目的有时不止 1 个，在总目的下，可设多个子目的。例如，在比较高血压患者与非高血压患者冠心病发病率的总目的下，可以进一步比较男性、女性高血压患者的冠心病发病率，高年龄组与低年龄组的高血压患者冠心病发病率等。一项研究中虽然可以解决 1 个以上的研究问题，但不宜过多，要突出重点，通常只包含 1 个。与其把 3 ～ 4 个研究目的在 1 次调查研究中完成，不如将它们分解后，在 2 ～ 3 次调查研究中分别完成。

以上述孕妇被动吸烟研究为例，其研究目标为：通过调查足月低出生体重儿母亲在孕期的被动吸烟情况、母亲与胎儿 *CYP2A6* 和 *GSTT1* 的基因多态性，以及母亲血和脐带血的可替宁水平，了解被动吸烟、母亲与胎儿 *CYP2A6* 和 *GSTT1* 基因多态性对母亲血、脐带血可替宁水平和足月低出生体重儿的影响，分析被动吸烟、母亲与胎儿 *CYP2A6* 和 *GSTT1* 基因多态性对足月低出生体重儿的交互作用及其联系方式，探讨被动吸烟增加低出生体重风险的可能机制。

（四）研究方法

这是科研设计中一个重要的核心部分，全部内容都旨在说明"如何具体地进行研究"。流行病学研究方法有多种，采用哪一种最合适，主要取决于研究的目的与内容。不论采用哪一种方案，均应重点说明研究对象的种类、研究对象的选用标准、抽样方法、样本含量、对照分组，研究因素的性质、质量、强度、施加方法，效应观察的项目或指标、检测方法、判断标准，以及数据资料的收集方法和统计学处理方法等。总之，研究方法或研究设计，就是针对题意并遵循科研的"五原则"和"三要素"进行合理安排的一个过程。

1．确定研究方法

流行病学研究方法一般分为描述、分析、实验流行病学和理论流行病学。描述流行病学可以用来描述疾病或健康状况的分布，揭示现象，提供病因研究线索或为疾病预防控制或促进健康提供基础资料。分析流行病学可比较病例组和对照组对某些因素的暴露程度或暴露组和非暴露组中所研究疾病的发病率，从而检验或验证假设。实验流行病学则可通过去除暴露因素或采用干预措施来比较疾病发病风险的改变，进而证实或确证假设。理论流行病学则是根据与疾病或健康有关的参数建立数学模型，通过数学模型来了解疾病或健康状况的发展规律及其与相关因素的关系等。每种流行病学的研究方法各有其特点、用途、优点和不足之处，在进行流行病学研究设计时，必须慎重地、科学地选择合适的流行病学研究方法，以实现研究目的。

恰当地选择流行病学研究方法须考虑 3 个前提条件：首先是研究工作的目的，其次是各个流行病学方法的特点及适用性，最后是实施研究的主客观条件。在做研究设计时，可根据不同的研究目的，综合考虑不同研究方法的特点和研究条件，确定研究中将采用哪一种流行病学方法。如果要研究疾病的分布特征，那么就应该采用描述流行病学；如果要探讨疾病的病因或危险因素，则可循序渐进地应用从描述、分析、实验到理论流行病学的所有流行病学研究方法。例如，孕妇被动吸烟与新生儿 LBW 关系的研究可采用病例对照研究，在抽样地区的妇幼保健机构和医院产科开展研究；如果要验证病因、评价干预措施的效果，我们可以采用实验流行病学方法。当然，也可根据研究的目的选择 1 种或 1 种以上的设计类型；或根据研究的需要，混合使用上述各流行病学的研究方法，进行综合设计。

表 11 - 1 对 4 种常用的流行病学研究方法的特点、适用性等做了横向比较，供读者制定研究设计时参考。

表 11 - 1　4 种常用的流行病学研究设计比较

特征或依据	现况研究	病例对照研究	队列研究	实验流行病学
方法	观察法	观察法	观察法	实验法
研究对象	人群中现有的患者和非患者	患有和未患有所研究疾病的患者与非患者	未患所研究疾病的暴露者与非暴露者	接受和不接受干预的实验组与对照组
时间性	同时	有先后顺序	有先后顺序	有先后顺序
功能	提出病因假设	提出/验证病因假设	提出/验证病因假设	确认病因假设
病因线索	仅为提示性	中	中至强	强
混杂因素	很难控制	很难控制	难完全控制	能够控制
稀少疾病	不合适	合适	不适用	—
危险度测量	相对患病率	只估计可能性	好	最好
探明暴露是否先于疾病	不合适	不合适	合适	很合适
有无应答或失访	有	一般很少	有	有
幸存者偏倚	常见	无	较少	无
时间和经费成本	中	低至中	高	高

2. 确定研究对象

流行病学研究是通过对数量大小不等的样本人群进行调查来推论总体的情况，也就是抽样调查。要做好抽样研究必须注意样本的可靠性和样本的代表性。

样本的可靠性，就是根据研究目的明确界定研究对象的同质基础，包括时间、空间、条件等，即要确切提出纳入标准和排除标准。如果研究对象是某疾病的患者，则须说明疾病的名称、型别（临床病程的、病理分类的）、疾病的诊断标准（最好是国家或国际统一的）、诊断的依据（临床物理诊断或实验诊断等），还要明确地限定人口学特征，如性别、年龄、民族、职业等。如果研究对象为对照，特别是健康对照，也要说明实际使用的"健康"的定义。如果对照也是某病患者，则诊断标准等也须明确规定，对各种人口学特征也都同样予以说明。此外，还要说明研究对象的来源。如果为患者，不论是病例组还是对照组，均须说明是来自住院患者还是门诊患者或者是社区普查得到的患者等，这些都与选择对象产生的偏倚有关。如果为健康对照，也须说明是来自机关、工厂、单位，还是来自居民区，是否为病例组的兄弟姐妹或其他亲属及同事，等等。这样做是为了避免选择偏倚，增加可比性。

样本的代表性要求必须遵守随机抽样的原则，必须有足够的样本量。在研究设计阶段对样本量进行科学的估计，常用方法有3种：①经验法，即根据既往研究结果总结的经验或者咨询同行专家而确定样本例数，该方法较为粗略；②查表法，即根据已知的条件查阅样本例数估计表来确定样本量，但该方法易受列表的限制；③计算法，即根据确定的条件代入专用公式计算而确定样本量，此种方法便于掌握，也最为常用。具体的样本量估算方法参考教科书中的各对应章节。

以孕妇被动吸烟和新生儿 LBW 关系的病例对照研究为例，研究者可以以某市一定时间段内所有在妇幼保健机构分娩的孕产妇和新生儿为源人群，以该时间段内出生的、符合研究定义的

流行病学研究设计

LBW 新生儿为病例，以与 LBW 新生儿在同一个医院出生，出生时间相差 <3 天，出生体重≥2 500 g，孕龄相同，母亲年龄相差 <5 岁的新生儿为对照。研究样本量采用 QUANTO 软件计算，需要的病例对照对组数为 397 对，即病例组 397 例，对照组 397 例。

3. 确定研究变量

流行病学研究中的变量可分为两大类，即暴露变量（自变量）和结局变量（因变量）。暴露变量是指影响疾病的发生或健康状况分布的变量，是原因变量或研究中的自变量。常见的暴露变量包括研究对象的基本人口学特征、行为危险因素、膳食营养因素、体力活动、精神心理因素、家族遗传因素、职业环境特殊暴露因素、社会经济因素，以及生理、生化和分子生物学标志物等。结局变量是在暴露变量的作用下产生反应的变量，常为疾病或健康状况，如疾病的发生、死亡、血脂或血压水平的变化、新生儿 LBW 等。例如，在孕妇被动吸烟的研究中，问卷调查的暴露信息可以包括以下内容。

（1）人口学和社会经济水平特征（年龄、民族、文化程度、职业等）。

（2）妊娠史（包括所有活产、流产和死产）。

（3）个人疾病史。

（4）个人吸烟情况，有无吸烟、吸烟的时期（包括怀孕前、孕早期、孕中期和孕晚期）、在每个时期的吸烟数量、有无戒烟史、戒烟的时间长短。

（5）被动吸烟情况，有无被动吸烟，暴露的时间、地点、强度等。

实验室检测可以获得血清中可替宁浓度（包括母亲血清和脐带血清）；*CYP2A6*、*GSTT1* 和 *GSTM1* 等的基因多态性检测。

暴露变量和结局变量的选择，主要根据研究目的和具体的研究选题来确定，与研究目的有关的项目要详尽，不可遗漏，不要包括无关的变量。同时要充分考虑暴露变量和结局变量之间关系的生物学及逻辑学的合理性，还要考虑可能的混杂变量。然后要对每个变量的定义和测量方法做出明确的规定，采用标准的问卷、规范的定义、国际或国内统一的诊断标准。

4. 确定资料收集方法

流行病学研究资料的来源，可以利用日常工作的统计报表，如法定传染病报表、职业病报表、医院工作报表等；也可利用日常性工作记录，包括门诊病历、住院病历、健康检查记录等。以上两类资料容易获得，可做动态分析并进行多项目比较分析，但是可靠性、完整性较差，常因标准不一致而给资料的统计分析和比较造成困难，资料所提供的信息范围有一定限制，通常难以满足研究的需要。最常用的方法是专题调查，即通过专题调查或实验获取资料，如临床疗效分析、诊断试验评价等。其优点是可以根据研究目的与需要，系统、完整地收集所需的资料，并且通过一定质量控制措施，保证资料的可靠性。缺点是花费的人力、物力和财力较多。

资料的收集方式有以下几种：直接观察法，由调查员到现场对调查对象进行直接观察和测量；实验室测量法，由调查员在现场收集调查对象的血液、尿液等生物样本，然后在实验室通过化学、生物化学、微生物学、血清学、免疫学实验等对收集的样本进行测量；询问法，主要是通过询问或问卷的方式，由调查对象根据自己的实际情况或主观感觉做出回答。

在制订研究计划时最好备妥一份完善的调查表，要求能体现研究的实质内容。调查表的内容如下。

（1）一般项目，如姓名、性别、出生日期、出生地、民族、职业等。

（2）调查研究项目或研究变量，这部分根据研究目的有逻辑地按顺序分类编写，如居住条件、有害物质暴露史、饮食品种及饮食习惯、疾病史等。

（3）结尾部分，通常包括调查员对调查可信程度的估计，监督人对调查工作的评定等。

（4）结束部分，包括调查员签字，调查日期。最后，编写好的调查表样本应作为附件附在研究计划书的后面。

5. 确定资料整理与分析方案

流行病学研究中资料统计分析的目的有：估计变量间相互联系的强度或不同处理组间某指标差异的大小，由样本统计量推论总体参数，在估计和推论统计分析中控制混杂因素。研究人员在分析资料之前首先要对将要分析的变量有所认识，即认清所要分析变量的类型和特征，以及变量在研究中所起的作用。例如，要认清待分析的是连续性变量、等级变量，还是名义变量。如果为连续性变量，它的分布情况怎样；如果为名义变量，是二分类还是多分类。再如果要认清变量在研究中属于自变量、因变量，还是混杂变量或连接变量。在理清变量的类型和特征，以及在研究中的关系后，再根据研究目的选择恰当的统计方法分析研究资料。

表 11 - 2 说明了流行病学研究资料性质与统计学方法选择，供读者制订研究设计时参考。

表 11 - 2　流行病学研究资料性质与统计学方法选择

设计	资料性质	统计学方法
成组设计资料的比较	正态分布计量资料	t 检验/方差分析
	计数资料	卡方检验
	偏态分布计量资料	秩和检验
	分层计数资料	Mantel-Haenszel 卡方检验
	生成率	时序检验
配对设计资料的比较	正态分布计量资料	配对 t 检验
	计数资料	配对卡方检验
	偏态分布计量资料	秩和检验
两组以上配对设计资料的比较	正态分布计量资料	方差分析
	计数资料	卡方检验
	偏态分布计量资料	Wilcoxon 秩和检验
相关性	计量资料	相关分析、回归分析

续表 11 - 2

设计	资料性质	统计学方法
多因素分析	计量资料	多回归分析
	二分类计数资料	Logistic 回归分析
生存率分析	两组生成率比较	时序检验
		寿命表即生存曲线
		Kaplan-Meier 生成曲线
	多因素预后分析	Cox 比例风险模型
队列研究	率的比较	相对危险度（RR）
		归因危险度（AR）
病例对照研究	构成比的比较	比值比（OR）

资料来源：王家良.临床流行病学：临床科研设计、衡量与评价［M］. 上海科学技术出版社，2001。

多因素分析在估计暴露变量对结局的影响、分析暴露因素和结局间的相互关系中具有重要作用。例如，孕期被动吸烟及胎儿 *CYP2A6*、*GSTT1* 和 *GSTM1* 的基因多态性与 LBW 的关系，可以采用卡方检验和多分类 Logistic 回归分析检验胎儿 *CYP2A6*、*GSTT1* 和 *GSTM1* 的基因多态性与不同类型 LBW 的关系，用 *OR* 值及 95% *CI* 表示它们之间的关联强度，还可以采用通径分析和结构方程式模型来探讨被动吸烟引起 LBW 发生的路径和作用机制。

6. 制定研究质量控制措施

流行病学研究希望获得真实可靠的研究结果，要达到该目标，必须在研究过程中做好质量控制。研究的质量控制贯穿于研究设计、研究实施及结果分析与总结的各个环节。因此，在研究设计时，研究者应根据已有知识，分析在每个环节产生误差或偏倚的可能性，制订详细的质量控制对策或措施。在各研究环节可能出现的误差或偏倚的来源以及测量与控制方法，在本书其他有关章节已有详细介绍，在制订质量控制对策与措施时，可根据研究内容与目的参照有关内容，制订具体的契合实际的质量控制方法。

（五）研究进度

该部分介绍研究的总体时间安排，如整个研究工作分几个步骤，每一步骤计划于什么时间完成，以便对整个研究工作的时间安排做到心中有数。流行病学研究一般可分为 3 个阶段：准备阶段、现场实施阶段和资料整理分析阶段。准备阶段包括文献复习、现场及实验室的准备、调查人员、调查工具和计划的制定等。现场实施阶段包括实施前期、中期、期中总结和后期。资料整理分析阶段包括资料的整理分析和报告编写。最好是根据各阶段的时间安排以流程图的形式编制时间进度表，这样更为生动和一目了然。

（六）研究条件

研究条件指承担本项科研的各种有利条件，如既往的研究基础，人力、物力，合作单位的配合等。对流行病学研究而言，现场条件是很重要的。应说明当地领导的支持、群众的配合、经费的支持、交通及选点落实等有关情况。在实验仪器及设备方面，要说明其性能能否满足工作上质与量的要求。人力上要说明人员的数量、技术水平、工作经验，以及合作的默契度、组织力等。例如，在进行孕妇被动吸烟调查时，参与研究的妇幼保健机构在相应的时间段内能够获得足够的病例；研究团队内有主要从事分子与遗传毒理学研究，参与过环境污染物代谢酶的基因多态性检测、构建重组载体及其功能分析的专业研究人员和长期从事仪器分析、掌握项目所涉及的理化分析技术的实验室工作人员等。

（七）预期结果

用简练和概括的语言说明可能得到的结果及可能获得的信息资料，包括资料的性质和数量，以及学术水平或应用价值的预测。它应与研究目的相互呼应。

（八）参考文献

流行病学研究计划应将与研究设计中的目的、意义、方法等关系密切的文献列出，供读者参考查阅。

（陈维清　林华亮）

流 行 病 学 研 究 设 计

附录一　国家自然科学基金面上项目申请书撰写提纲

一、立项依据与研究内容（4 000～8 000 字）

（1）项目的立项依据（研究意义、国内外研究现状及发展动态分析，须结合科学研究发展趋势来论述科学意义，或结合国民经济和社会发展中迫切需要解决的关键科技问题来论述其应用前景。附主要参考文献目录）。

（2）项目的研究内容、研究目标，以及拟解决的关键科学问题（此部分为重点阐述内容）。

（3）拟采取的研究方案及可行性分析（包括有关方法、技术路线、实验手段、关键技术等说明）。

（4）本项目的特色与创新之处。

（5）年度研究计划及预期研究结果（包括拟组织的重要学术交流活动、国际合作与交流计划等）。

二、研究基础与工作条件

（1）工作基础（与本项目相关的研究工作积累和已取得的研究工作成绩）。

（2）工作条件（包括已具备的实验条件、尚缺少的实验条件和拟解决的途径，包括利用国家实验室、国家重点实验室和部门重点实验室等研究基地的计划与落实情况）。

（3）申请人简介：包括申请人和项目组主要参与者的学历和研究工作简历，近期已发表与本项目有关的主要论著目录和获得的学术奖励情况及在本项目中承担的任务。论著目录要求详细列出所有作者、论著题目、期刊名或出版社名、年、卷/期、起止页码等；奖励情况也须详细列出全部受奖人员、奖励名称等级、授奖年份等。

（4）承担科研项目的情况：申请人和项目组主要参与者正在承担的科研项目的情况，包括自然科学基金项目，要注明项目的名称和编号、经费来源、起止年月、与本项目的关系及负责的内容等。

（5）完成自然科学基金项目的情况：对申请人负责的前一个已结题的科学基金项目（项目名称及批准号）的完成情况、后续研究进展及与本申请项目的关系加以详细说明。另附该已结题项目的研究工作总结摘要（限 500 字）和相关成果的详细目录。

三、经费申请说明

购置 5 万元以上固定资产及设备等，须逐项说明与项目研究的直接相关性及必要性。

四、其他附件清单

附件材料复印后随纸质申请书一并上交。

随纸质申请书一同报送的附件包括不具有高级专业技术职务，同时也不具有博士学位的申请人应提供推荐信；在职研究生申请项目须提供导师同意函，在导师同意函中，需要说明申请项目与学位论文的关系，承担项目后的工作时间和条件保证等。

国家自然科学基金面上项目申请书撰写提纲

附录一

附录二 一项病例对照研究实例

机体脂联素水平与非酒精性脂肪性肝病关系的研究

一、研究背景

非酒精性脂肪性肝病（non-alcoholic fatty liver disease，NAFLD）是一种常见的慢性非传染性疾病，目前在我国患病率为 15%～40%，且呈逐年上升趋势。脂联素（adiponectin）是一类由脂肪细胞和肝细胞分泌，富集于脂肪组织的脂肪因子。脂联素可保护机体应对多种损伤，具有抗脂肪变性、抗炎、抗纤维化和抗凋亡作用。此外，它还参与 NAFLD 发生和发展中多项病理过程，如胰岛素抵抗、炎症、脂肪变性和肝纤维化等。有研究发现，脂联素水平与坏死性炎症和肝细胞的脂质减少呈负相关。一项包含 27 个研究的 Meta 分析证实，脂肪性肝炎患者体内脂联素水平相比健康人低。动物实验发现，在给脂肪性肝炎模型小鼠补充脂联素后，其体内氧化应激水平降低，库普弗（Kupffer）细胞表型发生极化改变，同时脂肪性肝炎的进程受到抑制，并且肝细胞的脂肪变性亦有较大改善。这些结果均提示脂联素可能是治疗 NAFLD 的一种靶向物质，但脂联素作为 NAFLD 发病保护因素的相关证据目前尚未完善。

流行病学实习教程

二、研究目的

拟开展一项病例对照研究，探讨脂联素水平与 NAFLD 之间的关系，为 NAFLD 的防治提供理论依据。

三、研究方案

（一）研究设计和研究对象

本研究招募从 2018 年 1—12 月在中山大学附属第一医院体检中心进行体检的成年人。纳入标准为：

（1）年龄 18 ～ 85 岁。

（2）广州市常住居民，居住年限≥5 年。

（3）进行了腹部 B 超检查者。

排除标准包括：

（1）过量饮酒者（男性每周饮酒量 > 140 g，女性每周饮酒量 > 70 g）。

（2）孕妇和严重疾病者（包括癌症、肾功能障碍、心肺衰竭、甲状腺功能障碍患者）。

（3）病毒性肝炎、药物性肝病、肝豆状核变性、自身免疫性肝病和库欣综合征等可导致脂肪肝的疾病患者。

（4）有四氯化碳等工业毒物接触史，黄曲霉毒素、重金属中毒导致的肝脏损伤及药物中毒造成的肝损伤者。

考虑到 B 超诊断 NAFLD 是一种敏感度低但特异性高的方法，因此，健康对照排除了有代谢综合征及脂肪肝的人群。本研究严格遵守《世界医学协会赫尔辛基宣言》，征得所有研究对象的同意并签署知情同意书。

（二）样本量估算

本研究中脂联素为定量资料，因此样本量估算使用定量资料两组样本量相等的估算方法，采用双侧检验，研究所需样本量的计算公式为：

$$n = \frac{(Z_{1-\frac{\alpha}{2}} + Z_{1-\beta})^2 \times (\sigma_1^2 + \sigma_2^2)}{\delta^2}$$

其中规定假设检验中犯第 I 类错误 α 为 0.05，犯第 II 类错误 β 为 0.2，$1 - \beta$ 检验功效为 80%，σ_1 为第一组的标准差，σ_2 为第二组的标准差，δ 为具有临床意义的两组差值。因为既往关于血清脂联素与 NAFLD 的研究是阴性结果，所以参照类似疾病的研究进行计算。对照组血清脂联素浓度为（10.2 ± 7.4）μg/mL，NAFLD 病例组血清脂联素浓度为（6.7 ± 6.5）μg/mL。最终计算出每组所需样本量为 63 例。

（三）问卷调查

采用统一的结构式调查表，由具有医学相关背景知识、统一培训过的调查员以直接面对面的方式进行调查。问卷调查的主要内容包括调查对象的一般人口学特征资料、生活行为习惯信息、疾病史及家族史。在问卷调查开始之前，调查员需要向调查对象解说本研究的目的及意义、需要完成的项目；调查对象阅读知情同意书，最后根据个人意愿决定是否签署知情同意书。

1. 一般人口学特征

包括姓名、性别、出生年月、民族、婚姻状况、文化水平、长期职业、在广州的居住年限。

2. 生活行为习惯

（1）吸烟情况：是否吸烟或戒烟，平均每天吸烟量和吸烟年限。吸烟定义为每天至少吸 1 支烟，并持续半年以上；戒烟定义为截至调查时戒烟半年以上。

（2）饮酒情况：是否饮酒或戒酒、饮酒种类、饮酒量、饮酒年限。饮酒定义为每周至少饮用 1 次，并持续半年以上；戒酒定义为截至调查时戒酒半年以上。

（3）体力活动：包括日常生活活动和体育锻炼活动，每周运动次数及平均每次体力活动的持续时间。

3. 疾病史与家族史

询问调查对象既往是否存在高血压、糖尿病、高血糖、高血脂、慢性肝炎、慢性肾炎、冠心病、脑卒中、心脏疾病、癌症，以及家人是否患有上述慢性疾病。

（四）体格检查

1. 身高、体重及体质指数

（1）身高：测量前检查并校正机械身高计，保证立柱、滑侧板与踏板垂直，靠墙置于平整地面。测量过程要求被测者脱去鞋帽。双膝靠拢直立，双臂自然下垂，脚跟靠拢，脚尖外展呈 60°，垂直站立，双眼平视正前方。测量者手持滑侧板轻轻平行向下滑动，直到底面与颅顶点相接触，此时被测者眼睛平视立柱上所示数字，至少重复 2 次，读取数字并精确到 0.1 cm。

（2）体重：采用电子体重计测量，将体重计置于平整地面上。测量前，要求被测者脱去鞋帽及厚重的外衣，自然垂直站立于体重计中间位置，双手下垂，待数据稳定后，读取显示器数值，至少重复 2 次，精确到 0.1 kg。

（3）身体质量指数（BMI）：根据身高和体重计数计算，$BMI = $体重（kg）/身高的平方（$m^2$），所得数值保留小数点后两位。

2. 腰围、臀围及腰臀比

要求研究对象脱去厚重衣物，垂直站立，双脚分开 25 ～ 30 cm，体重均匀分配。

（1）腰围（waist circumference，WC）：用刻度软尺水平测量研究对象髂前上棘和第 12 肋下缘连线的中点。将尺子紧贴皮肤，不能用力挤压，待平静呼吸时读数，重复测量 3 次后取平均值，精确到 0.1 cm。

（2）臀围：用刻度软尺水平测量研究对象臀部股骨大转子水平处最大周径，重复测量 3 次后取平均值，精确到 0.1 cm。

（3）腰臀比：根据腰围和臀围计算，腰臀比 = 腰围/臀围，所得数值保留小数点后两位。

3. 血压

采用全自动电子血压计测量，测量应在安静温暖的房间进行。测量前 1 小时内应避免进食，避免剧烈的运动或锻炼，禁止饮用浓茶或含酒精、咖啡因的饮料。测量前至少安静休息 10 分钟，被测者取坐位，使右上臂肱动脉与心脏在同一水平，露出手臂，测量肱动脉收缩压和舒张压；间隔 5 分钟后再次测量，重复 3 次后取平均值，精确到 0.1 mmHg。

（五）实验指标检测

研究对象均禁食 8 小时以上，于早晨 8:00—10:00 接受静脉抽血。实验室使用自动生化分析仪（Hitachi 7600，日本东京）检测谷丙转氨酶、谷草转氨酶、γ - 谷氨酰基转移酶（gamma-glutamgl transferase，GGT）、总胆固醇、甘油三酯（triglyceride，TG）、高密度脂蛋白胆固醇、低密度脂蛋白胆固醇、空腹血糖、尿酸、血红蛋白的含量。脂肪肝指数（fatty liver index，FLI）是脂肪肝的生化替代指标，*FLI* 计算公式如下：

$$FLI = \frac{e^{0.953 \times \log_e(TG) + 0.139 \times BMI + 0.718 \times \log_e(GGT) + 0.053 \times WC - 15.745}}{1 + e^{0.953 \times \log_e(TG) + 0.139 \times BMI + 0.718 \times \log_e(GGT) + 0.053 \times WC - 15.745}} \times 100$$

脂联素检测时，所有研究对象过夜禁食 8 小时以上，第二天早晨收集所有研究对象的空腹血，进行离心处理（3 000 g，15 min，4 ℃），取上清液（血清）50 μL 分装，然后放置于 −80 ℃ 冰箱低温保存。具体流程如下：

采用 R&D systems 公司生产的双抗体夹心的 ELISA 试剂盒（Acrp30）。

（1）稀释样本：根据预实验的结果，将样本用按使用说明书制备的稀释剂稀释 100 倍，取 10 μL 的血浆样本加入 990 μL 稀释液，混匀。

（2）标准品溶液制备：将标准品加入 1.8 mL 稀释液制备浓度为 250 ng/mL 的标准品储备液，置于水平摇床摇动至少 15 分钟，以 2 倍梯度浓度稀释标准品储备液，稀释 6 次，最后浓度为 3.9 ng/mL。

（3）检测操作步骤：参照脂肪酶含量测定的操作步骤。

（六）诊断标准

1. 非酒精性脂肪性肝病的诊断标准

所有研究对象禁食 8 小时以上接受腹部 B 超检查（肝、胆、脾 B 超检查），由具有经验的医生进行操作，做出诊断结论。非酒精性脂肪性肝病及健康对照的诊断参照 2010 年中华医学会肝病学分会修订的《非酒精性脂肪性肝病诊疗指南》影像学诊断标准。健康的肝脏 B 超图像的肝区回声与脾、肾的回声相似。而脂肪肝的特征包括：①肝脏部分近场的回声弥漫性增强，且回声强于肾脏，远场回声衰弱，衰减程度与脂肪堆积程度呈正比；②肝脏轻度或中度增大，边缘圆钝，肝内管道显示不清晰；③彩色多普勒血流像提示信号减弱或无显示，但肝内血管分布正常。

2. 超重或肥胖

超重或肥胖的定义采用中国肥胖问题工作组的诊断标准，超重者定义为 24.0 kg/m^2 ≤ BMI < 28.0 kg/m^2，肥胖者定义为 BMI ≥ 28.0 kg/m^2。

3. 血糖升高和 2 型糖尿病

血糖升高定义为空腹血糖 ≥ 5.6 mmol/L；2 型糖尿病患者定义为空腹血糖 ≥ 7.0 mmol/L，或有糖尿病史并服用降糖药治疗者。

4. 血脂异常

参照 2016 年修订的《中国成人血脂异常防治指南》的临床分类，符合以下一项或以上定义为血脂异常：总胆固醇 ≥

6. 2 mmol/L，甘油三酯≥2. 30 mmol/L，高密度脂蛋白胆固醇≤
1. 0 mmol/L。

（七）质量控制

1. 问卷调查过程中的质量控制

（1）实施问卷调查过程前，专业人员对调查表格及调查方法进行预调查，校对问卷并改善问卷内容，调整收集信息的方式。

（2）统一培训调查员，调查员及时核查问卷填写情况，尽可能避免错填、漏填。

（3）调查员当场查看问卷的填写情况，查看收集的问卷是否合格，出现问题及时纠正。

（4）注意与医护人员及调查对象的交流沟通。认真向医护人员介绍此研究的目的及意义，跟调查对象说明此项目给他们带来的好处及意义，确保得到调查对象最大的配合。

2. 临床资料收集

（1）体格检查统一由有经验的调查员执行，测量时至少重复 2 次以减少误差。

（2）抽取调查对象的空腹血后，尽快离心，在 - 80 ℃ 的环境下保存以减少对后续检测指标的影响。

（3）NAFLD 及健康对照的诊断均由有经验的超声科医生完成，并得出诊断报告。

（4）检测样品脂联素浓度前，进行预实验得出样品稀释倍数，避免实验出现差错。

3. 数据处理

（1）统一制定由 EpiData 软件生成的数据库，正式录入前多人校对并完善数据库。

（2）制定录入细则，有争议的问题讨论之后再录入。

（3）采用双人录入数据，并进行一致性检验，不一致的数据重新核查并纠正。

（八）数据处理与统计分析

使用 EpiData 3.1 软件生成数据库并录入所有数据，进行一致性检验，将生成的数据使用 R 3.5.2 软件进行数据处理与统计分析。描述性统计分析应用于人口统计学和临床资料。根据连续性变量的正态性检验（Kolmogorov-Smirnov 检验）结果，正态性分布的数据以均数 ± 标准差表示，否则以中位数、四分位间距表示。分类变量以构成比（%）描述，组间的差异分析采用卡方检验。连续性变量两组间的比较选择采用 t 检验或者 Mann-Whitney U 检验，而多组间采用方差分析或者 Kruskal-Wallis 检验。多组间的两两比较采用 Bonferroni 校正。

校正年龄、性别、*BMI*、民族、职业、文化水平、吸烟数（支/天）、喝酒量（克/周）和体力活动时间（小时/周）后，以各食物摄入量为自变量，使用多因素 Logistic 回归模型分析食物摄入情况与 NAFLD 的关系。根据数据是否满足正态分布、脂联素与其他代谢指标的相关性分析，采用 Pearson 相关分析或者 Spearman 等级相关。根据对照组脂联素水平，按四分位数分为 Q1、Q2、Q3、Q4 组，以第一四分位数组为参照，采用 Logistic 回归分析脂联素与 NAFLD 的关系。模型 1 校正年龄、性别和 *BMI*；模型 2 在模型 1 的基础上校正人口学特征，包括民族、职业、文化水平、吸烟数（支/天）、喝酒量（克/周）和体力活动时间（小时/周）；模型 3 在模型 2 的基础上进一步校正 SBP、高密度脂蛋白胆固醇、低密度脂蛋白胆固醇、和空腹血糖。根据超重或肥胖状态进行分层分析，进一步分析脂联素与 NAFLD 之间的关系。双侧检验，$P < 0.05$ 认为结果有统计学意义。